协和医生答疑丛书

荣获国家科学技术进步奖

中国医学科学院健康科普研究中心推荐读本

矮身材儿童266个怎么办

（第2版）

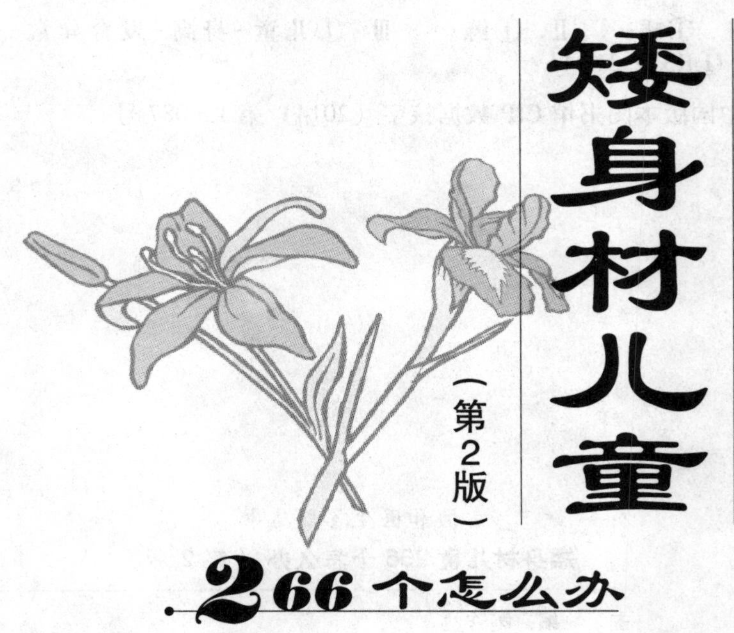

主　编　鲍秀兰

编　者（以姓氏笔画为序）

许克铭　首都儿科研究所小儿神经科教授

孙淑英　首都儿科研究所生长发育室副主任医师

杜永昌　中国医学科学院北京协和医学院
北京协和医院儿科教授

李　辉　首都儿科研究所生长发育室研究员

邱正庆　中国医学科学院北京协和医学院
北京协和医院主任医师

袁丽芳　中国医学科学院北京协和医学院
基础医学研究所遗传室教授

魏　珉　中国医学科学院北京协和医学院
北京协和医院儿科教授

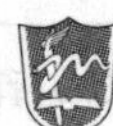

中国协和医科大学出版社

图书在版编目（CIP）数据

矮身材儿童266个怎么办 / 鲍秀兰主编. —2版. —北京：中国协和医科大学出版社，2014.11
（协和医生答疑丛书）
ISBN 978-7-5679-0124-7

Ⅰ. ①矮… Ⅱ. ①鲍… Ⅲ. ①儿童-身高-发育异常-问题解答 Ⅳ. ①R339.31-44

中国版本图书馆CIP数据核字（2014）第156087号

协和医生答疑丛书
矮身材儿童266个怎么办（第2版）

主　　编：鲍秀兰
责任编辑：吴桂梅

出版发行：中国协和医科大学出版社
（北京东单三条九号　邮编100730　电话65260378）
网　　址：www.pumcp.com
经　　销：新华书店总店北京发行所
印　　刷：北京佳艺恒彩印刷有限公司

开　　本：710×1000　1/16开
印　　张：14
字　　数：170千字
版　　次：2015年3月第2版　　2015年3月第1次印刷
印　　数：1—4000
定　　价：32.00元

ISBN 978-7-5679-0124-7

主编简介

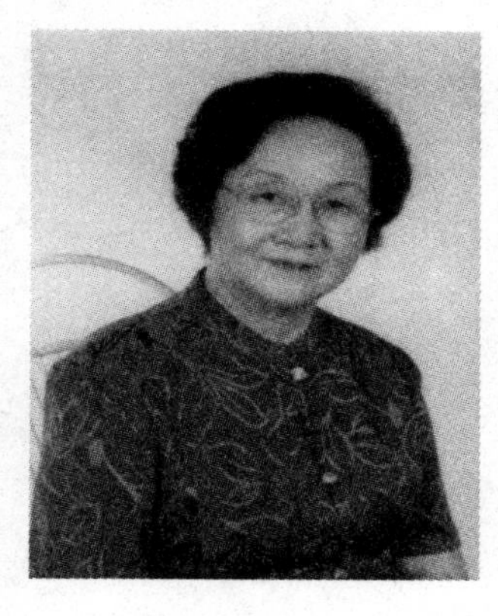

鲍秀兰，1933年生于上海市，1958年毕业于北京医学院。现任北京协和医院儿科主任医师，北京协和医学院儿科教授，中国优生优育协会理事，儿童发育专业委员会主任委员和关心下一代专家委员会委员，宝篮贝贝儿童早期发展中心首席专家。是国内首先应用基因重组人生长激素的医生之一，擅长生长激素缺乏症、甲状腺疾病和矮小儿童的诊断治疗，参与并完成卫生部重点课题《垂体侏儒诊断治疗》的研究，获得国家和卫生部科技进步奖。建立我国20项新生儿行为神经测定法，负责“八五”攻关课题《0~3岁早期教育和窒息儿、早产儿早期干预》研究，证明早期教育可促进正常婴幼儿智力发育，有效防治窒息儿和早产儿的智力低下和脑瘫。发表《垂体人生长激素治疗垂体侏儒》等论文110篇，主编《矮身材儿童264个怎么办》等著作10本，获得国家、卫生部和北京市科技进步奖5项7次。享受国家政府特殊津贴。获中国内藤国际育儿奖。

丛书序言

“协和”是中国医学的金字招牌，也是许多中国百姓心中最高医学水平的象征。正是如此，全国各地近些年如雨后春笋般地出现许许多多的“协和医院”。但医学界知道，“协和”有北京、武汉、福建三个老牌医院；对于北方的大多数人而言，“协和”特指北京协和医院和北京协和医学院。

“北京协和”联系着黄家驷、林巧稚、张孝骞、吴英恺、邓家栋、吴阶平、方圻等一位位医学泰斗，也联系着一代代“新协和人”的劳动创造。这里有科学至上、临床求真、高峰视野、学养博深等闪光品格，也有勤学深思、刻苦务实、作风严谨、勇于创新等优秀精神。

“协和医生答疑丛书”是协和名医智慧和经验的总结，由北京协和医学院和北京协和医院众多专家参与编写，体现了这些专家对疾病的认识和对患者的关怀，更重要的是展示了他们多年甚至是一生临床诊疗的丰富经验。

“协和医生答疑丛书”因为其科学性、权威性和实用性，获得中国科普图书最高奖——国家科学技术进步奖二等奖。协和专家长期从事专业工作，写作语言并不十分通俗，也不够活泼，但这些在医学巅峰的医学专家写出了自己独特的经验和独到的见解，给读者尤其是患者提供了最科学最有效的建议。

几十年来，全国各地成千上万的患者为获得最好的治疗，辗转从基层医院到地市医院，再到省级医院，最后来到北京协和医院，形成“全国人民上协和”的独特景观。而协和专家也在不断总结全国各级医院的诊疗经验，掌握更多的信息，探索出更多的路径，使自己处于诊治疑难病的优势地位，所以“协和”又是卫生部指定的全国疑难病诊疗指导中心。

“协和医生答疑丛书”不是灵丹妙药，却能帮您正确认识身体和疾病，通过自己可以做到的手段，配合医生合理治疗，快速有效地康复。书中对疾病的认识和大量的经验总结，实为少见，尤为实用。

袁钟

中国医学科学院健康科普研究中心主任

2010年春

再版前言

《矮身材儿童264个怎么办?》一书是由多学科专家撰写，自出版以来已有10余年，不仅使矮小儿童的家长受益，也使开展矮小儿童诊治医疗机构的医护工作者学习到了实用的诊疗知识。

由于10余年来在诊治矮小儿童方面有很多新进展，应出版社的邀请进行修改再版。

修改内容：在正常儿童的体格生长发育方面，采用2008年新指标；生长激素治疗矮小儿童新进展的适应证，增加了特发性矮小儿童等；通过临床研究，对某些矮小儿童生长激素治疗剂量做了调整；其他引起矮小的内分泌疾病诊断治疗方面做了修改和补充。此外，邀请儿童遗传病专家邱正庆教授参与本书的写作，对遗传和先天性疾病的检测新技术和治疗新方法做了补充。

本书再版凝聚了多学科专家的诊疗经验，希望读者们受益。

编　者

2014年4月

前　言

当今社会父母对儿童、青少年身材高矮相当重视，常常认为他们的孩子在今后择业和婚姻选择会与此有关。不少父母因自己的孩子身材矮小或长得慢而忧虑，有些青少年也因为自己较矮迫切想了解一些能长高的方法。作者想通过本书，给渴望了解相关问题的读者，用科学的知识说明身材矮小和长得慢的诊断标准，引起矮小的各种病因以及如何预防和治疗矮小症的方法等。

已经患有各种矮小疾病的儿童和家长，迫切想了解有关矮小疾病的详细知识，但由于就诊时间限制，医生很难解释周全。本书将为患者及其家长详细解答各种矮小疾病的种种问题。

矮小儿童的诊断和治疗涉及儿科生长发育、遗传和营养、全身性疾病、内分泌和遗传性先天性疾病等许多专业。本书由各专业的儿科专家撰写有关章节，将对儿科医生、全科医生和儿童保健工作者有重要的参考和指导价值。

为了以上目的，在本书编排上不完全按照常规疾病分类，而是以作者多年来从事矮小儿童诊治的经验，根据矮小儿童诊治程序、常见的原因、能否用药治疗等内容来安排章节的顺序和根据临床工作中家长经常提出的问题进行答疑，并以当前有关专业最新研究进展为依据，尽可能用通俗易懂的语言，将有关矮小的知识奉献给读者。最后，作者必需要指出的是，有相当大比例的身材偏矮的儿童没有任何疾病，他们的矮小不是因疾病引起的，很大程度上决定于遗传因素，正常人群中的高矮是自然现象。我们希望他们能正确认识到，无论身材高或矮，同样可为人类做出贡献。

本书作为初版，必然有很多不足之处，请读者和同行批评指正。

编　者

目录

一、正常儿童的体格生长发育

二、矮小儿童概述

三、家族性身材矮小

四、体质性生长发育延迟

五、特发性矮小儿童和精神剥夺性侏儒

六、小于胎龄儿矮小儿童

七、生长激素缺乏症（GHD）

八、甲状腺功能减退症

九、先天性卵巢发育不全综合征

十、引起矮小的全身性疾病

十一、其他引起矮小的内分泌疾病

十二、遗传及先天性疾病

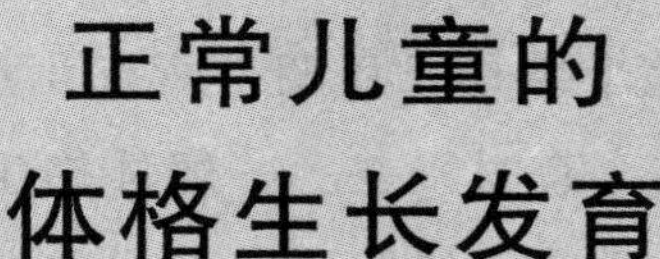

正常儿童的体格生长发育

1. 什么是生长发育？

生长发育是一个重要的生命现象，同时也是一个复杂的动态变化过程。它开始于精子与卵子的结合，终止于青春期结束。生长是伴随细胞数量的不断增加、细胞的增大以及细胞间物质的增多，表现为组织、器官、身体各个部分、全身大小、重量及身体化学成分的变化。发育是指身体各系统、器官和组织在功能上的分化和不断完善，表现为技能和复杂功能的增强。因此，生长和发育是密不可分的，通常统称为生长发育或发育。

儿童的生长发育包括了体格的渐进性增长和知觉功能、运动技能及智力的发育。因此，正常的生长发育是身心健康的根本保证。在成长过程中的任何一个时期出现异常，都会影响部分或整个身体，这种损害有时是暂时的，可以逆转，有时则是永久的。因此儿童的生长发育状况不仅是父母关心的事情，也是医生、儿童保健工作者以及全社会都非常关心的问题。

2. 儿童的生长发育有哪些规律？

由于生长发育是由遗传和环境两方面决定的，因此，在同性别、同年龄的儿童中，每个孩子的发育水平、发育速度、体型特征和达到成熟的时间等方面都有不同，即使是一对同性别的双胞胎之间也存在着微小的差别。但是每个孩子成长的过程大致是相同的，一般遵循以下规律：

（1）连续性　在整个生长发育期，所有儿童的生长过程都是连续不断进行的，有时快些，有时慢些。一般体格生长是年龄越小生长越快，出生后以最初6个月生长最快，尤其是前3个月，后半年起逐渐减慢，到青春期又猛然加快。

（2）不平衡性　身体中的所有组织、器官不是以同一速度生长，也不是同时停止生长，即有先有后、快慢不一。如脑的发育先快后慢，7~8岁时脑的重量已接近成人。生殖系统发育较晚，淋巴系统则先快而后回缩，皮下脂肪发育年幼时较发达，而肌肉组织则要到学龄期才发育加速。

（3）程序性　一般生长发育遵循由上到下、由近到远、由粗到细、由低级到高级、由简单到复杂的规律。例如，出生后运动发育是先会抬头，其次抬胸，再会坐、站、走。头在胎儿和婴幼儿期领先生长，以后生长不多，所以新生儿和小婴儿头大身体小，四肢短。以后四肢的增长速度快于躯干，逐渐变得头小躯干粗，四肢长。婴儿头占身高的1/4，到成年头占身高的1/8。

3. 生长发育过程分为哪几个年龄阶段？各有何特点？

生长发育是一个连续的过程，由于在这一过程中的质和量的变化，因而形成不同的发育阶段。临床上根据解剖、生理功能及心理发育等特点，将儿童的生长发育过程分为以下几个年龄阶段：

（1）胎儿期　从卵子和精子结合到出生，在母体子宫内约280天。此期是各系统、组织、器官分化、形成和发育的重要时期，如果受到内外各种不利因素的干扰，都可使正常生长发育发生障碍，而导致各种先天畸形、宫内发育迟缓、早产甚至死胎。

（2）新生儿期　自出生后脐带结扎时起至生后28天。这一时期小儿脱离母体开始独立生活，由于宫内至宫外的环境变化，需要有一个生理调节和适应新环境的过程，多数新生儿在生后头1周表现为体重不增或轻度下降，而后恢复至出生体重并随之进入快速生长。

（3）婴儿期　出生后28天到满1周岁。这一时期是小儿出生后生长发育最迅速的时期，各系统、器官继续发育和完善。此期也是最易受干扰的阶段，许多因素的直接或间接影响都可能干扰正常的生长发育过程，尤其是营养不足和各种感染性疾病最为突出。

（4）幼儿期　1~3周岁为幼儿期。生长发育速度较前稍减慢，尤其在体格发育方面。活动范围渐广，接触周围事物的机会增多，智能发育较突出，语言、思维和应人、应物的能力增强，但识别危险的能力尚不足。

（5）学龄前期　3周岁后到入小学前（6~7周岁）为学龄前期。此期体格发育速度已减慢，达到稳步增长，而智能发育更趋完善。求知欲强、好奇、爱问、喜欢模仿、能做较复杂的动作。

（6）学龄期　从入小学起（6~7周岁）到青春期（女12周岁，男13周岁）开始之前称学龄期。此期体格生长仍稳步增长，其生长模式受遗传的影响较大。除生殖系统外，其他器官的发育到本期末已接近成人水平，脑的形态发育已基本与成人相同，智能发育更为成熟，抑制、理解、分析、综合能力增强。

（7）青春期　女孩从11~12周岁开始到17~18周岁，男孩从13~14周岁开始到18~20周岁称青春期，但个体差异较大，有时可相差2~4岁。此期最大的特点是生殖系统迅速发育，体格生长随之突然加快，出现体重、身高增长的第二个高峰，生殖器官发育趋向成熟，女孩出现月经，男孩有精子排出，第二性征逐渐明显。此时由于神经内分泌调节不够稳定，常出现心理、行为、精神方面的不稳定。

各年龄阶段是按顺序衔接的，前一个年龄期的发育为后一个年龄期的发育奠定基础。任何一期的发育都不能跳跃，任何一期的发育受到障碍，都会影响后一阶段的发育。

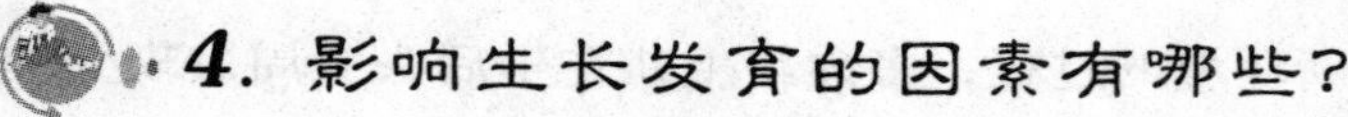

4. 影响生长发育的因素有哪些？

影响儿童生长发育的因素很多，大致可分为内在因素和外在因素两大类。

遗传是很重要的内在因素。小儿生长发育的特征、潜力等都受父母的种族、身材、外貌等遗传特征的影响。如皮肤、头发的颜色、身材高矮、面型特征、性成熟的早晚等。遗传性疾病无论是染色体畸变或代谢性缺陷都对生长发育有影响。

性别对生长发育的速度和特征也有影响，表现出男女孩之间的差别。一般女孩在青春期前平均身高、体重较同年龄男孩小。但女孩青春期开始较男孩约早两年，所以在11~12岁后的2~3年中，女孩身高、体重都比男孩增长快，但以后男孩还是要赶上并超过女孩。青春期以后，女孩骨盆较宽，两肩距离较窄，皮下脂肪发达；而男孩则肩宽，肌肉发达，这是性别对体型的影响。因此在评价儿童生长发育时男女应选择不同的标准。内分泌腺的功能对生长发育起着重要的调节作用，以甲状腺、垂体、性腺的作用尤为突出。甲状腺功能低下，基础代谢缓慢，造成体格矮小，智力障碍；垂体功能不全，生长激素不足则引起生长激素缺乏症；性腺内分泌促使骨骺闭合，影响生长发育，因此青春期开始较早者比较迟者身材矮小。

母亲怀孕期间的营养状况、疾病情况、生活环境等各方面都对胎儿的生长发育产生重要的影响。而宫内生长发育障碍影响出生后小儿生长发育甚至累及终生。

在各种外界因素中，营养对生长发育的影响最为重要。年龄越小受营养的影响越大。疾病对小儿生长发育的阻碍作用十分明显，急性感染常使体重减轻，而反复感染及慢性疾病则同时影响体重和身高的增长。生活环境对儿童发育的影响也不可忽视，良好的居住环境、充足的阳光、新鲜的空气、合理的生活制度、体育锻炼、游戏、教育等，对儿童的生长发育都起着重要的促进作用。

5. 常选用哪些体格测量指标来评价生长？

生长是指与时间有关的身体的体格变化，这种变化可以测量，用数字的观念来表达。最重要和常用的指标是身高和体重。此外，代表长度的还有坐高、手长、足长、上肢长、下肢长、上部量、下部量、大腿长、小腿长等；代表宽度的有肩宽、骨盆宽、胸廓横径、胸廓前后径、指间距等；代表围度的有头围、胸围、上臂围、大腿围、小腿围、腰围、腹围等；代表营养状况的有皮褶厚度。

身高是指人体站立时头顶到脚跟的垂直高度，它是反映人体骨骼生长发育的重要指标，常用来表示全身生长的水平和速度。身高受年龄、性别、种族、地区、生活水平、体育锻炼、疾病等多种因素的影响，其中遗传的影响最大。

体重是指人体的总重量，在一定程度上代表儿童的骨骼、肌肉、皮下脂肪和内脏重量及其增长的综合情况，是衡量营养状况最重要的指标。对于一个出生体重正常的婴儿来说，体重增加是有一定规律的：即生后头3个月增长速度最快，以后随月龄增长而逐渐减慢。一般生后3个月的体重约为出生体重的2倍，1周岁体重约为出生体重的3倍。1~2周岁内全年体重增长2.0~2.5千克，2~10周岁每年增长约2千克，青春期体重增加较快，男孩每年增重约5千克、女孩约4千克。

体重和身高的比例可辅助说明儿童的营养状况。

坐高是坐位时从头顶到臀部接触底座平面的垂直高度。可表示躯干的生长情况，与身高比较时可说明下肢与躯干的比例关系。四肢各部分长度通过对手长、足长、上肢长、下肢长等的测量，可了解身体各部分，特别是长骨的增长程序、程度、趋势和规律，在身高预测上有一定意义，也可为体操、舞蹈和篮球等专业的选才提供科学依据。

头围表示头颅的大小和脑的发育程度，是婴幼儿及学龄前儿童生长发育的重要指标。头围是按一定规律增长的，年龄越小增长速度越快。正常新生儿出生时头围平均34厘米，生后第1年全年增长12~14厘米，第2年增长约2厘米，第3年增长约1厘米。可见婴儿期是脑发育最快的1年。婴幼儿定期测量头围，可以及时发现头围过大或过小的异常现象。

胸围表示胸廓的容积以及胸部骨骼、胸肌、背肌和脂肪层的发育情况，并且在一定程度上表明身体形态及呼吸器官的发育状况。

上臂围用以测定上臂肌肉的发育程度，可用于判断儿童的营养状况。

皮褶厚度是测定身体皮下脂肪的指标，可用于衡量儿童营养状况及肥胖程度。

以上指标可根据临床需要而选择。

6. 身高增长的一般规律是什么？

身高的增长是身体骨骼发育的综合表现，身高代表了头、脊柱和下肢长度的总和。3岁内小儿因立位测量不准确，常采取卧位测量，称之为身长。

身高增长是一个有规律的连续过程，而且还具有阶段性。在不同年龄阶段身高增长表现出不同的特征。

（1）身长在胎儿期增长最快，其中在胎儿中期（4~6个月）增长约27.5厘米，超过成熟胎儿全长的1/2。目前我国城市正常新生儿一般出生身长为49.7~50.4厘米，城乡差别不大，男婴较女婴略长。

（2）出生后身长的增长速度虽不如胎儿期快，但第1年仍以较高速度继续增长，尤其在生后前3个月内增长最快，一般每月增长3.0~3.5厘米，3~6个月平均每月增长2.0厘米，6~12个月一般每月增长

1.0~1.5 厘米，故第 1 年共增长约 25 厘米。

（3）1 岁后增长速度有所减慢，但总的来说在第 2 年还是快的，全年增长 10~11 厘米，至 2 岁时身长可达 85 厘米左右。2 岁后生长速度急剧下降，并保持相对稳定，一般每年增长 5~8 厘米不等。与出生身长相比，1 岁时身长约为出生时的 1.5 倍，4 岁时约为 2 倍，13~14 岁时约为 3 倍。

（4）男女青春期时身高的增长明显加速。青春期开始的年龄一般为 10~12 岁，男孩较女孩迟 1~2 年。青春期身高猛长的时间一般持续 3 年左右。男孩每年可增长 7~9 厘米，最多可达 10~12 厘米，这样整个猛长期平均长高 28 厘米；女孩每年可增长 6~8 厘米，整个猛长期平均长高 25 厘米。一般身高猛长开始时，儿童的身高可达到其成年身高的 80%，到达猛长高峰年龄时，儿童身高可达到其成年身高的 90%。猛长期过后，身高减慢增长，直到女 17 岁，男 18~19 岁，身高基本停止增长（中国儿童青少年的身高、体重生长曲线见书后附图 1~4。）。

7. 如何准确测量身高？

身高必须准确测量，否则就无法进行可靠的评价，尤其是不能正确计算两次测量时间间隔中儿童的生长速度。测量不正确而引起 3~4 厘米的误差是非常多见的。采用标准的测量技术和精确的测量工具可以使最小误差控制在 3 毫米之内，因此在临床工作中测量儿童身高需要有精确的测量工具和标准的姿势。

3 岁以下儿童，由于站立测量身高困难而量卧位身长。采用标准量床或携带式量板，小儿脱去鞋、袜子、帽子，仅穿单裤，仰卧于量床底板中线上，一人用手左右固定小儿头部，使头顶紧密接触头板。另一人站在小儿右侧，左手握住两膝，使两下肢并拢紧贴量床，右手移动足板使其紧贴双脚足跟，读足板处所示数字。测量时手法要非常熟练、快速，要注意小儿头部不能歪斜，双腿不能离开量板，足底与量板呈直角，否则就会出现测量误差。

3岁以上儿童、青少年测立位身高。用立式身高计或固定于墙壁上的立尺。测前脱去鞋、袜子、帽子，令儿童背靠身高计立柱或墙壁，脚后跟、臀部及两肩同立柱或墙壁接触，取立正姿势，两眼平视，两手自然下垂，足跟靠拢，脚尖分开约45度。测量者将头板轻轻滑下，待板底接触头顶时读数。

一般身高出现误差多因站立姿势不符合标准，或因未脱鞋袜，或由于是上下午测量时间不同，一般上午要比下午高1~2厘米。一天内身高的变化是晨起最高，傍晚最低，这是因为一天的活动和体重的压迫，使椎间盘变薄、足弓变浅、脊柱弯曲度增加的缘故。

8. 如何判断一个儿童的身高是否发育正常？

判断一个儿童的身高是否发育正常，首先要将其身高与相同年龄、相同性别的正常健康儿童的身高进行比较。而这个正常的身高被称之为“标准”，它是从大数量有代表性的健康儿童的体格测量中计算出来的数字，一般用标准差法和百分位法来表示儿童的生长水平。

标准差法是用平均值和标准差作为评价“标准”，凡是身高在平均值±1个标准差范围内的属于中等，在平均值加1~2个标准差范围内的为中上，超过两个标准差者为上等，属于身材高大；低于平均值减两个标准差为下等，属于身材矮小。

百分位法是将100个人的身高按从小到大的顺序排列，排在第25至第75位的属于中等，在第75至第97位为中上等，在第97位以上者为上等；在第3至第25位为中下等，在第3位以下为下等，属于身材矮小。

由于不同种族和地区的生长环境存在着明显的差异，因此应选择代表本国家和本民族的近期体格发育数字作为评价标准，目前我国有

2008 年调查的最新参照标准可供使用（书后附表 1~4）。

值得注意的是：用上述标准值只能判断一个儿童身高在人群中所处的位置，要确定是否属于异常，还需要考虑家族因素的影响。例如，一个身高位于第 10 百分位的儿童，其父母身高位于第 90 百分位（属于高个子），则这个儿童虽然身高位于正常范围，但他（她）的身高发育是不正常的。如果儿童的身高位于第 3 百分位，其父母身高也位于第 3 百分位，则其生长是正常的，属于家族性矮身材。因此在评价儿童身高时要考虑到父母身高对儿童身高的影响。父母的平均身高即是遗传潜力所确定的儿童成年身高，也称靶身高。可按下列公式计算儿童靶身高：

男孩身高（厘米）＝［父亲身高+（母亲身高+13）］/2±7.5

女孩身高（厘米）＝［（父亲身高−13）+母亲身高］/2±6

如果一个儿童的身高不在预计的靶身高的百分位曲线范围之内，就需要寻找原因。因此在使用生长标准判断儿童身高是否正常时结合父母身高是很有帮助的。对于青春发育期儿童，则还需要结合性征发育、骨龄等综合指标来判断。

9. 为什么需要定期监测儿童的生长情况？

生长监测是指对同一个儿童在一定时期内、特定的年龄段反复测量身高和体重。一次性测量的身高、体重值反映的是测量当时的年龄所达到的生长水平。但是在临床上医生还需要了解一定时间内儿童生长的速度，因为儿童的生长速度是判断所有生长障碍最直接、最简便的有效方法。通过不同时期内连续测量身高，就可以计算出身高的生长速度，由此加速或迟缓的情况可以显而易见，影响生长的因素就能暴露出来。生长速度正常的儿童可以说明其生长目前是正常的，但不能断定以后的生长是否正常。对生长速度不正常的儿童，不论目前身高如何，都可以解释为生长不良。

判断生长速度是否正常，最简单的方法就是将不同年龄间隔测量的数据记录下来，并在生长曲线图上描记。如果儿童自身的曲线沿着其中的一条线平行上升，就表明生长速度正常。如果曲线变平或下降，说明生长出了问题。如果用数字估计，3 岁以上儿童每年身高增长不足 4 厘米，则视为生长迟缓。对于青春发育期儿童，则还需要结合性发育程度、骨龄等指标综合判断。

儿童应每年精确测量身高、体重 1 次，并仔细地记录和保存。因为这些数字记载了儿童成长的足迹，反映了不同年龄阶段的生长和健康状况，它比一般的化验结果更加有价值，因此作为关心、爱护孩子的家长，应该定期给孩子做体检，把不同时期的测量数据记录下来，并描记在一个简单的生长曲线图上。将几次描记的点连接起来，就是该儿童自身的生长曲线。如果孩子的曲线一直沿着一个等级线发展，就是健康的表现。相反，如果曲线突然从一个等级走到低一个等级，就要注意是否有不利因素在干扰孩子的生长。

10. 什么是生长发育的长期趋势？

许多人已经直觉地发现现在的孩子最终身高多数都超过他们的父亲或母亲，并且成熟也早。其实早在 19 世纪后期，欧美学者就从前后一二百年生长发育资料的对比中，发现了儿童身高一代比一代增高，性发育尤其是女孩月经初潮年龄逐步提前的现象。这一现象被称之为生长发育的长期趋势。

生长发育的长期趋势主要体现在身高和体重的增长。如西欧国家本世纪前半期新生儿的平均身长从 50 厘米增加到 53 厘米，体重从 3150 克增至 3300 克。从 1880~1950 年 5~7 岁儿童平均身高增加了 10 厘米。当今成人的身高比 100 年前高了 9.2 厘米。过去一般学者认为约每隔 10 年儿童平均身高增加 1 厘米，但近年来许多国家儿童的加速增长早已超过了这个尺度。我国从 1975~1995 年对儿童、青少年生长发育的调查发现，中国儿童的生长正处于长期加速阶段，1~7岁平均每10年身高增长1.3厘米，7~18岁平均每10年身高增长2.2厘米。

成熟速度加速导致青春期提前及达到最终身高的时间提前。一个世纪前男子达到最终身高的年龄要到23岁，现在提前至17岁。月经初潮的年龄是长期趋势最明显的特征，西欧国家从20世纪的17岁提前到现在的13岁，约每10年提前4个月。北京城区女童1962年月经初潮平均年龄为14.2岁，2010年为12.06岁。48年间提前了2.14岁，平均每10年提前5个月。

生长发育长期趋势的另一表现是儿童牙齿萌出提前，特别是恒牙。现今儿童恒牙萌出时间比以前提早4~12个月。20世纪末，第一个磨牙一般在6岁时萌出，现在大多数儿童已较从前提早6~9个月。

生长发育长期趋势的原因仍不十分清楚。可能与营养和生活环境条件的改善、各种疾病的控制有关，使人类生长逐渐达到其最大的遗传潜力。

但是长期增长趋势是有一定限度的，不可能无限地增长下去。目前在经济发达国家如美国、英国，身高增长已基本呈停滞状态，月经初潮也无明显提前迹象。这说明这些人群的身高已达到遗传所赋予的生长潜力的最大值，因而其平均身高逐渐趋向稳定。

11. 遗传因素对生长发育有何影响?

遗传是指亲代的特征通过遗传物质传递给后代的过程。遗传的物质基础是染色体，染色体上有许多基因。在发育过程中遗传基因决定着各种遗传性状，因而在不同的民族间及家庭间，有着不同的体格差异。但遗传需要在一定的环境条件下才能发挥作用，在某些环境条件的影响下可发生变异。

对同卵双胎儿童的发育研究显示，他们的身高、头围值很接近，但体重可相差很大，说明骨骼系统发育受遗传因素影响较大，而体重却易受环境因素影响。其他生理指标，如血压、呼吸、心率及脑电图波型等均极其相似。

一般来讲在良好生活环境下成长的儿童，其成年身高在很大程度上取决于遗传。一般父母高的子女也高，父母矮的子女也矮。新生儿的发育说明胎儿期宫内很少受遗传型的影响，随着年龄增长，遗传的作用逐渐增加，并趋于稳定。这是由于婴幼儿时期的生长发育更易受营养、疾病等环境因素的影响。据国外研究，儿童在良好环境下成长到成人，其身高和父母平均身高之间的相关系数为0.75。由此儿童成年时身高可以根据当时的年龄、身高、父母身高及骨龄等参数进行预测。

不同民族的体型、躯干和四肢的比例主要受种族遗传的影响，受环境因素的影响较小。例如，在日本东京和美国洛杉矶长大的日本儿童，由于生活水平相差不大，身高都一样，但腿却比同样身高的欧洲儿童短。同样，在同等生活条件下成长的非洲和欧洲儿童，其平均身高虽没有明显差异，但非洲儿童的腿较欧洲儿童长。这说明体型发育受种族的影响。黑人和白人在骨龄和恒牙萌出时间上也有不同。

由此可见，遗传对生长发育有着重要影响，但是遗传潜力的发挥更多地取决于环境条件。因此我们的责任就是要为儿童创造更加良好的生长发育环境，使儿童、青少年一代比一代长得更好。

12. 儿童身高与父母身高的关系有多大?

儿童身高的生长潜力与其父母的平均身高有密切的关系，如果父亲与母亲的身高相近，则孩子的身高与父母的平均身高十分接近；但是如果父母双方中一个是高个子，一个是矮个子，则孩子身高的变动范围就会很大。

在判断一个孩子有无生长异常情况时，考虑父母身高对儿童身高的影响就显得十分重要。一个身高在第3百分位的儿童，如果他的父母也是矮身材，这个儿童的生长可能就是完全正常的；但是如果他的父母是个高个子，则其生长显然是有问题了。兄弟姐妹、（外）祖父母、叔、姨、姑、舅等的身高在考虑儿童生长潜力时可以有一定的参考价值，只是离遗传关系越远，则影响越小。

13. 为什么营养是促进儿童生长最主要的环境因素？

充足和调配合理的营养是儿童生长发育的物质基础。小儿必须不断地从外界吸收各种营养素，尤其是足够的热量和优质蛋白质，各种维生素、矿物质以及微量元素等，才能使身体获得充分的生长和发育。在生长过程中的任何一个年龄阶段，营养供应不足都会对健康和发育造成损害，尤其在生长发育的关键时期受损，会影响下一阶段的生长，有时其影响是终生的。其中身体中最重要的组织最先受损，并且最为严重。

胎儿的营养是通过胎盘从母体的血液中获得的。当怀孕的母亲患严重营养不良时，可发生胎儿宫内生长迟缓，导致早产、低出生体重、神经系统残疾，甚至死胎。

婴幼儿营养不足，可严重影响小儿的体重、身长及各器官的发育，特别是大脑和骨骼系统，使日后的体格发育、运动能力和智力发育均落后于正常儿童。

儿童时期长期营养低下，能减缓骨骼的成熟，影响骨的长度及骨皮质的厚度，并推迟青春期生长突增开始的年龄，造成身材矮小。

青春期缺乏足够的营养和热量，可引起突增的幅度减小，或是开始突增的年龄推迟。营养不足对突增期本身的影响是使身体瘦弱，同时也影响月经初潮的年龄。

从我国多次的对儿童、青少年体格发育及营养调查结果来看，城市儿童的生长发育水平明显高于农村，其主要原因是城市的物质生活条件和营养水平比农村高得多。

另外，早期营养对脑发育有决定性的影响。最关键的时期是在妊娠的最后3个月至出生后前6个月。胎儿期营养不良可使脑细胞数量减少、脑重量减轻、脑磷脂类、胆固醇等含量下降。出生后严重的长期营养不良，尤其是蛋白质、热量摄入不足，可影响大脑的正常发育及日后的学习能力。对营养不良患儿的追踪研究显示，不仅体重、身高低于正常儿童，而且头围小、智商也低，到学龄期常出现学习困难。

在影响儿童生长发育的各种营养素中，除蛋白质、脂肪、碳水化合物以外，微量元素和维生素对生长也有影响。锌参与许多酶的合成，在核酸代谢和蛋白质合成过程中起重要作用。锌不足可使儿童生长发育迟缓、厌食。骨的生长需要充足的钙、磷及微量的镁和锰。铁是合成血红蛋白所必需的，贫血使儿童生长缓慢，造血器官的正常生长还需要铜的参与。碘是合成甲状腺素所必需的，后者对体格生长和智力发育有着重要影响。牙釉质及骨骼的形成还需要适量的氟。维生素A缺乏可导致骨的短粗并压迫经过骨管的神经。维生素C缺乏导致骨的细胞间质形成不足及脆性增高（坏血病）。维生素D缺乏使骨的钙化不足引起骨的软化和弯曲，身材矮小。

婴幼儿期造成营养不良的主要原因是母乳不足、喂养不当，尤其是辅食添加不及时；儿童、少年则多因饮食习惯不良造成，如饮食无规律、厌食、挑食、偏食等。

此外，营养过剩引起的肥胖也是一种营养不良和生长异常，其原因是过量进食肉类、奶类、高糖及高脂肪食物，同时缺乏五谷杂粮及蔬菜等高纤维食物是造成现今城市儿童营养不良的主要原因。

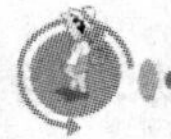 14. 充足的睡眠能促进身高增长吗？

促进人体长高的激素——生长激素在睡眠状态下的分泌量是清醒状态下分泌量的3倍左右，所以保持充足的睡眠有利于长高。睡眠时肌肉放松，有利于关节和骨骼伸展。

睡眠时间的长短因年龄而不同，每个个体也有很大差别。一昼夜所需睡眠时间：新生儿为16~20个小时，2~3个月龄为14~18个小时，5~9个月为13~16个小时，1~3岁为12~14个小时，4~6岁为11~12个小时，7~10岁平均为10个小时，10~14岁为9个小时，青春期需要睡眠的时间略增多为9~10个小时，成人一般7~8个小时。

为了让婴幼儿有充足的睡眠，应遵循的“睡眠卫生原则”是：①宝宝的睡眠环境必需安静和较暗，室温不要过热；②严格执行入睡、起床的时间，加强生理节奏周期的培养；③卧床时要吃饱，避免饥饿，上床时或夜间不宜饮水过多，以免因排尿扰乱睡眠；④小儿最好单独睡小床，研究证明单独睡比和母亲同床睡能睡得更好；⑤使小儿学会自己入睡，不要抱、拍摇着或含着乳头入睡，由于睡眠周期决定小儿夜间会醒，学会自己入睡的孩子夜间醒来会自然又入睡，进入下一个睡眠周期；如睡前养成要哄或含乳头的习惯，夜间醒来也要求同样条件，达不到时就哭闹；⑥睡眠前1~2个小时避免剧烈活动或玩得太兴奋；⑦白天睡眠时间不宜过多。

15. 运动是否可以促使身体长高？

每个人身材的大小和身体的强弱，除与遗传有关外，营养和运动是十分重要的促进因素。在保证充分营养的前提下，运动可使身体的发育更加健壮、反应敏捷、减少疾病、活泼自信。然而运动并不能使遗传预定的身高增加，但是运动可以促进遗传潜力得到最大限度的发挥。据研究证实运动比不运动的儿童一般高2~3厘米。

运动可刺激生长激素分泌。儿童、青少年经常从事体育运动，能促进骨的生长，使骨骼变长、横径变粗、骨密度增大、骨重量增加。经常运动，也使肌纤维变粗、肌肉收缩能力和张力增强，从而提高肌肉的力量、速度和耐受力。运动还可以消耗多余脂肪，在快速生长期预防肥胖。

有助于身高增长的运动如下：

（1）弹跳运动　如跳绳、跳高、跳远、跑步等，有助于四肢运动。

（2）伸展运动　如单杠引体向上、仰卧起坐、前后弯腰、体操和种种悬挂性运动，有助于脊柱骨和四肢骨的伸展。

（3）全身性运动　如篮球、排球、羽毛球、足球和游泳等，有利于全身骨骼的伸展延长。

16. 疾病对儿童生长发育有什么影响？

各种引起生理功能紊乱的急慢性疾病对儿童的生长发育都能产生直接影响。其影响程度取决于病变发生的部位、病程的长短及病情的严重程度。疾病使小儿进食不足，发热又使能量消耗增多。一些疾病严重地影响了器官的正常功能，如胃肠道疾病可以干扰正常的消化吸收功能，使发育的机体缺乏足够的能量供应；营养不良不仅会限制正常的生长发育，而且会使机体免疫功能遭到破坏，被感染机会增多，抵抗力下降。

疾病对身体的影响有以下几种情况：

（1）对生长影响很小　一般急性疾病对生长的影响是暂时的，尤其是身体营养状况良好的情况下，可以很快恢复。

（2）对生长有影响，但可以恢复　引起进食不足的疾病，如消化道的疾病、反复或持续的感染性疾病，尤其在伴有营养状况不佳时，

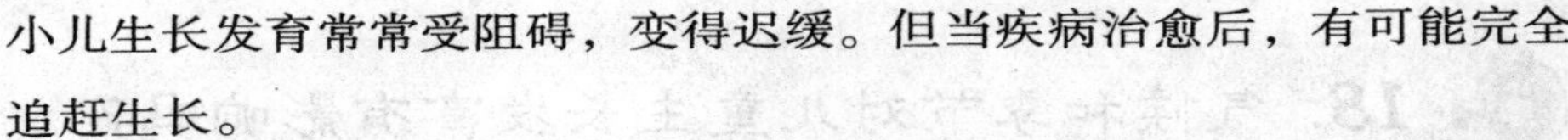

小儿生长发育常常受阻碍，变得迟缓。但当疾病治愈后，有可能完全追赶生长。

感染是婴幼儿期最常见的疾病，对生长发育有严重影响。腹泻、下呼吸道感染可使体重每日减少17~69克。体重生长速率的恢复与病程长短、疾病严重程度、感染的频率有关。儿童因反复感染而引起的慢性疾病可使发育明显受限。因此积极防治婴儿腹泻、反复发作的呼吸道感染，对保证儿童正常生长发育是十分重要的。

（3）对生长有影响，而且不可恢复或不能完全恢复　如染色体异常、宫内发育不良、内分泌疾病、骨和软骨发育障碍、糖尿病、严重的先天性心脏病以及慢性肾功能不全等。对于这些重大疾病、全身性疾病，如果是不可治的，则对生长的影响是不可恢复的，而且是永久的；如果是一时性的，已经治愈，则其影响有可能减轻，也有可能对以后的生长仍有长期影响。

因此在儿童的成长发育期要积极防治常见病、多发病，及早治疗引起生长障碍的可治性原发病，减少对儿童生长发育造成长期或永久性的损害。

17. 心理障碍会影响小儿身高增长吗？

社会心理压力也可引起小儿生长迟缓，这与生长激素分泌受到抑制有关。当压力解除后，生长激素分泌恢复正常，小儿出现追赶生长，正如生长激素缺乏症患儿在给予生长激素治疗后出现追赶生长一样。如经常受虐待的儿童可表现生长迟缓。对于一个正常儿童来说，社会心理压力能在多大程度上抑制生长还难以确定。有时小儿即使承受相当严重的社会心理压力，如果足够营养得到保证的话，仍会正常生长。

18. 气候和季节对儿童生长发育有影响吗?

气候对儿童生长发育的影响尚未定论,因为气候不同的地区往往在其他因素方面也有所不同,而这些因素在研究时又是难以控制的,因而很难得出一个确切的结论。从我国多次的儿童及青少年体格发育调查结果看,各项体格测量指标的平均值都是北方大于南方。

季节对儿童生长发育在身高或体重方面都有显著影响。一般在春季身高增长最快,秋季体重增加最快,炎热的夏季有些儿童体重甚至有减轻的趋势。全年体重的增加其2/3是在9月份至次年2月份的半年里,另1/3增加在3~8月份之间。身高增加的季节变化与体重相反,在3~5月份3个月中身高增加值是9~11月份3个月身高增长的2~2.5倍。造成生长的这种季节差异的原因还不清楚。但是对一个被怀疑生长不足的儿童至少需要观察一年的生长情况,以便区分是季节变化造成的假象还是真正的生长不足。然而在出生后的第1~2年内,体重、身长的增长没有明显的季节性。

19. 人体是如何调节、控制身高增长的?

身高的增长过程同体内的多种生理活动一样,受内分泌系统所分泌的激素调节和控制。婴儿期是宫内生长的继续,表现为出生后的短时期生长加快。儿童期身高的增长速度逐渐减慢并趋于稳定,从婴儿至青春期的身体增长依赖于生长激素和甲状腺激素。青春期生长速度再次加快,这一时期的增长除依赖以上两种激素外,并受性激素的影响。

(1) 生长激素　生长激素是调控人体从出生到成人的正常生长所必需的物质。它对胎儿的正常生长并不是必需的,对于成年后的正常成人,虽然它在垂体中的含量仍与小儿的一样,分泌速度也要到

30岁左右以后才减慢，但它不再使身体增长。

生长激素缺乏引起身材矮小，成人身高在130厘米左右，身体比例正常，骨龄落后超过2年。用生长激素治疗后，生长速度加快，出现追赶性生长现象。

（2）甲状腺激素　甲状腺激素促进组织发育，增加蛋白质合成和生长。它的生理功能与人体所处的生长时期有关。在胎儿和婴儿期，大脑细胞的蛋白质合成和神经细胞的正常发育必须有甲状腺激素参与作用，以后随着大脑发育成熟，甲状腺激素这一作用的重要性便逐渐降低。甲状腺激素缺乏如果发生在大脑成熟以后，则不会造成智能发育迟缓，但体格的生长仍然依赖甲状腺激素。

（3）性激素　可引发青春期生长加速，但也使骨骼成熟加速，使骨骺闭合，致使生长速度减慢至停止。

1）雄性激素　睾酮是生物活性最强的雄激素，在儿童期水平很低，到青春期分泌迅速增加，促进性腺及第二性征的发育、骨骼和肌肉的增长。睾酮对肌肉、大部分骨的作用必须要在生长激素存在的条件下才能充分发挥。睾酮在超生理剂量时能引起骨龄明显加速。

雄激素具有类似睾酮的作用，在男性只起辅助睾酮的作用，在女性则起主要作用，引起青春期生长突增、第二性征发育及骨龄增长加速。

2）雌性激素　雌性激素包括雌激素和孕激素。雌激素在青春期前一直分泌很少，到青春期分泌量增多，促进乳房、子宫、阴道、骨盆的生长，促进骨发育和骨骺钙化。孕激素在青春期与雌激素协同促进乳房、子宫的发育。

20. 什么是骨龄及骨龄标准？

通常我们讲的年龄是指生活年龄，又可称为时间年龄。而骨龄是发育年龄的简称，它是以儿童少年骨骼实际发育程度同标准发育程度进行比较所求得的一种发育年龄。骨龄在很大程度上代表了儿童真实发育水平，因此用骨龄来判断人体的成熟度比时间年龄更为确切。

骨龄是根据骨骼在X线摄像中的特定图像来确定的。这是由于人类骨化过程具有一定的规律性，如管状骨在一定时间出现继发性骨化中心，而后骨化区不断扩大，钙盐沉着，并且逐渐形成骨骺，最后随着骨骺与骨干的愈合而达到成熟阶段。各种骨的发育顺序基本一致，因此可以根据X线片上的不同影像判断骨骼钙化程度，以确定骨龄。

用来判定骨龄的骨骼部分有许多，如肩、肘、膝、踝、手腕、骨盆等，但以手腕骨最为常用。因为在腕部有27个骨发育标志可供观察分析，并且集中了长骨、短骨、不整齐骨和圆骨等各种形状的骨骼，能较好地反映全身骨骼的成熟状况，而且各个继发性骨化中心的出现和干骺愈合有一定的时间距离，便于比较不同年龄之间的差异。此外，拍片方法简便，受放射线照射量最小，易于被儿童接受。因此拍摄手腕部（常用左手）是最常用的部位。

所谓骨龄标准是指人群中出现某种特定X线骨骼图像的平均年龄，以此作为基准来判断每个具体儿童的骨龄。目前常用的骨龄标准有以下三种方法：

（1）标准图谱法　根据手腕部骨骼系列X线图谱来判断骨龄。男女各有一套，每张X线片代表一个年龄标准骨龄。评价时只需将未知X线片与图谱逐一对照，找出与之最相近的标准图谱，即可确定骨龄。此法简便明确，儿科临床常用。

（2）计分法　根据手腕各骨在成熟过程中的形态、大小等变化，人为地划分成若干阶段，分别给予相应分数，然后累计总分后再换算出相应的骨龄。此方法更全面客观，准确性高。但因方法繁琐，需要经过专门训练，在熟练掌握各骨块的发育分期的不同表现的基础上才能做出有效判定。故一般门诊不常用。

（3）单指标评估法　根据若干个骨化中心的出现或某些部位的干骺愈合年龄判断骨龄。一般以出现率的所在年龄组为正常值标准，以出现率3%~97%的年龄为正常范围。该方法简单，但准确性差，各指标之间缺乏有机联系，无法全面反映骨骼的发育及成熟程度。

总之判定骨龄的方法各有其优缺点。一般7岁以下适宜用图谱法，7岁后尤其是青春发育期用计分法判定骨龄效果较好，准确性高。

21. 医生为什么经常要测定儿童的骨龄？

骨龄是反映人体成熟程度的最有用指标，骨龄相对于时间年龄的提前或落后能决定儿童的生长类型，对成年身高、女孩月经初潮、体型等有重要影响，因此骨龄评价在临床医学中有广泛的用途，是许多影响儿童生长发育疾病的诊断、鉴别诊断及疗效观察的重要辅助手段。在儿科临床中主要应用在以下几个方面：

（1）甲状腺功能异常　甲状腺激素是骨骼生长成熟所不可缺少的，甲状腺功能低下将延迟骨的发育、长骨骨骺发育不全、肢体过短而成为侏儒。所以甲状腺功能低下儿童的骨龄低于生活年龄。在以甲状腺激素治疗过程中，骨发育加速，呈现追赶性生长现象。甲状腺激素剂量过大，可出现和甲状腺功能亢进相似的影响，引起骨发育一定程度的提前，即骨龄大于实际年龄。

（2）生长激素缺乏症　生长激素通过促生长因子促进骨的生长，因此生长激素缺乏的儿童骨龄异常延迟，一般延迟在2岁以上，身材异常矮小。用生长激素治疗，骨龄和身高出现加速生长，因而在治疗中需要密切监测身高和骨龄的变化。如果身高加速超过骨龄的增长，则效果较好：如果骨龄的增长趋势快于身高增长速度，则不利于患儿生长潜力的充分发挥，因为骨骺一旦提前愈合，身高就不再可能大幅度增加。

（3）性早熟和性幼稚症　病理性和体质性性早熟儿童骨龄均提前。因骨骺提前愈合，因此成年身高较矮。性幼稚患儿青春期明显推迟，由于性腺功能低下，引起骨龄延迟。在对这些疾病进行激素治疗中，骨龄和成年身高的预测是重要的监测方法。骨成熟度和身高增长速度尽可能保持近正常水平，是治疗过程最好的监测指标。此外，有些药物如某些性激素或含有性激素的营养品，虽然当时也能促进孩子身高增长，但同时加速骨龄增长，促使骨骺提前闭合，最后就会使孩子的最终身高减低，所以使用这些药物时必须要在医生指导下使用。

（4）全身性疾病　儿童全身性的疾病很可能造成骨发育的延迟，如营养吸收障碍的消化道疾病、代谢性疾病和肾脏疾病等。营养不良儿童骨发育延迟，而且手腕部骨骺异常率明显增高。因此如果手部X线片上发现骨骺异常时，应当检查儿童有无内源性或外源性生长障碍。有些全身性疾病造成骨发育提前，如骨纤维异常增生症，经治疗骨成熟速度减慢。此外，骨龄也是儿童疾病痊愈后赶上生长阶段的监测和随访的主要内容。

（5）正常生长变异　对身高低于正常标准第3百分位或高于第97百分位的非病理性矮小或高大的儿童，骨龄是决定是否治疗及评价治疗效果的主要指标之一。在判断青春期发育类型及成熟度方面骨龄检查也是一项重要的手段，通过骨龄测定判断青春期生长开始加速的年龄、预测成年身高及女孩月经初潮年龄等，帮助解释由于青春期个体生长变异带来的烦恼和疑虑。

22. 骨龄与年龄、发育成熟程度有什么关系?

骨龄与生活年龄（简称年龄）之间的关系可用骨龄差来表明。骨龄差为年龄与骨龄之差，是两者相差的具体岁数。骨龄差为正数，代表骨龄落后于年龄；骨龄差为负数，代表骨龄提前于年龄。通常将±2岁为骨龄差正常范围，其中骨龄差在±1岁内为正常。骨龄大于年龄1岁但不超出2岁为偏早；骨龄小于年龄1岁以上但不超过2岁为偏晚。如果骨龄落后于年龄2岁以上，则认为骨龄异常落后；若骨龄提前于年龄2岁以上，则认为骨龄异常提前。每年骨龄增加的岁数平均为1岁，上下波动在0~2岁之间。如果1年时间骨龄增加2岁以上，则提示骨发育速度过快。骨龄增加的速度大于身高增长的速度则使骨骺愈合提前，生长期缩短，最终造成成年身高降低。月经初潮是反映女孩青春发育成熟程度的重要标志，而骨龄和初潮有密切的时间关系。一般初潮时平均骨龄为13岁，变动范围在12~14.5岁之间，因此常用骨龄预测月经初潮的出现时间。此外骨龄与青春期身高突增的关系也较年龄密切。

23. 预测成年身高有什么意义?

成年身高的预测是指对小儿将来成年时身材可能有多高进行的预测。其方法是根据儿童、青少年时期的生长发育规律，通过对一定数量人群的生长研究资料加以统计处理而制定的一系列计算公式。成年身高预测值可作为一种生物学指标，所以有着重要的用途。例如，治疗各种原因引起的矮小症，其目的是使患儿成年时的最终身高增加。在治疗中用成年身高预测值是否增加进行动态观察，比单纯观察目前身高是否增加更为可靠。因为目前身高增加并不意味着将来成年身高的增加；如果目前身高增加是因为患儿发育过快的结果，则以后生长期缩短，成年时最终身高反而会变矮。如果身高增长的速度超过骨龄的增长，所预测的成年身高值增加。因此预测成年身高的增长情况是监测治疗效果的好方法。此外，对于体质性发育延迟或提前的儿童，预测成年身高可以帮助他（她）们解除对将来身材过矮或过高的担忧。

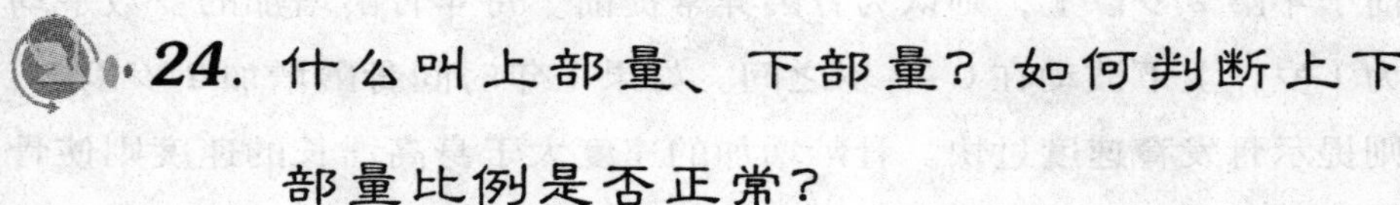

24. 什么叫上部量、下部量？如何判断上下部量比例是否正常？

人体的全部长度以耻骨（外阴前面，腹部中线最下端口的骨骼）联合上缘为界分为上、下两部分，上部分从头顶至耻骨联合上缘的长度称为上部量；下部分即从耻骨联合上缘至足底的长度为下部量。上部量主要表示头及脊柱的生长，下部量代表下肢长骨的生长。二者长度随年龄而变化，出生时上部量约为身长的60%（30厘米）、下部量为40%（19.5厘米），故身长的中点位于脐上，外表显示下肢短。下部量的增长速度较上部量快，至3岁时下部量长度已为出生时的2倍，而上部量至7岁时为出生时的2倍。这提示小儿身长的增长主要是长骨的增长。随着上、下部分不同的增长速度，身长中点逐渐下移，一岁时移至脐部，6岁时至下腹部，11~12岁时上、下部量大致相同，中点近于在耻骨联合上缘处。身材高大者身长中心可移至耻骨联合以下，故身材高大者下肢较长，身材矮小者下肢相对稍短。上、下部量比值的意义同坐高与下身长（身长减坐高）比值一样。但后者测量简单，因而更为常用。下部量特短者多见于先天性甲状腺功能低下及骨、软骨发育不全等。下部量过长往往是生殖腺功能不全。

儿童坐高和下身长比值表

年龄组	男	女	年龄组	男	女
初生	2.01	2.01	4.0 岁~	1.35	1.34
1 月~	1.97	1.94	4.5 岁~	1.32	1.32
2 月~	1.95	1.93	5.0 岁~	1.31	1.29
3 月~	1.92	1.90	5.5 岁~	1.28	1.28
4 月~	1.88	1.87	6.0 岁~	1.26	1.25
5 月~	1.85	1.83	7.0 岁~	1.22	1.22
6 月~	1.80	1.79	8.0 岁~	1.20	1.19
8 月~	1.76	1.75	9.0 岁~	1.17	1.17
10 月~	1.72	1.71	10.0 岁~	1.15	1.15
12 月~	1.67	1.66	11.0 岁~	1.13	1.14
15 月~	1.65	1.63	12.0 岁~	1.12	1.15
18 月~	1.62	1.61	13.0 岁~	1.12	1.16
21 月~	1.58	1.57	14.0 岁~	1.13	1.17
24 月~	1.54	1.53	15.0 岁~	1.14	1.18
2.5 岁~	1.49	1.48	16.0 岁~	1.15	1.18
3.0 岁~	1.43	1.42	17.0 岁~	1.16	1.19
3.5 岁~	1.38	1.37	18~19 岁	1.17	1.19

注：数字来自 1995 年九市儿童青少年体格发育调查

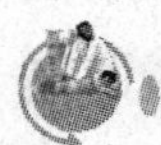

25. 指距测量有什么意义？

指距是两上肢左右平伸时两中指间的距离，代表上肢的增长（包括肩宽）。出生时指距为 48 厘米，在一生中指距总比身长短。发育较好的小儿，肩宽约等于身高的 1/4。身长与指距相关，出生时身长较指距长，至 12 岁左右二者约相等。指距明显短于身长者，多见于先天性甲状腺功能低下及骨、软骨发育不全等。指距远超过身长往往是生殖腺功能不全的症状。

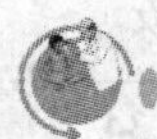26. 如何评定男孩的第二性征和性发育程度?

性器官及第二性征的发育程度能反映青春期发育的进程及身体发育的成熟程度，因此是评价青春期生长的常用指标。男性性征常用睾丸、阴毛、外生殖器、腋毛的发育征象；这些性征易于辨认，在形态上从开始发育到完全成熟有一定的规律性和时间性。睾丸的大小能反映男性性发育的程度，一般睾丸体积达到4毫升提示进入青春期，达到12毫升提示进入性成熟期。男性外生殖器的发育可分为以下五期：

第一期：青春期前，阴茎、睾丸和阴囊的大小差不多，呈幼稚型。

第二期：睾丸、阴囊稍增大，阴囊皮肤变红，质地变韧，阴茎不增大。

第三期：阴茎增长，睾丸、阴囊继续增大。

第四期：阴茎增大、增长明显，龟头露出，阴囊皮肤颜色变深。

第五期：发育成熟，大小、形态呈成人型。

男性第二性征主要表现在阴毛、腋毛和胡须的生长、变声及喉结出现等方面。阴毛开始发育的年龄从11~16岁不等，其发育速度和程度也不同。腋毛比阴毛一般晚发育1~2年。腋毛出现1年左右后胡须长出，额部发际后移，逐渐形成男性成年面貌。喉结从12岁开始出现，13岁声音变粗，18岁时喉结、发声器官的发育基本完成。遗精是青春后期健康男孩都有的生理现象。我国男孩首次遗精的平均年龄为14岁。在16岁以后，随着体格发育逐趋缓慢，性器官迅速发育成熟，接近成年人。

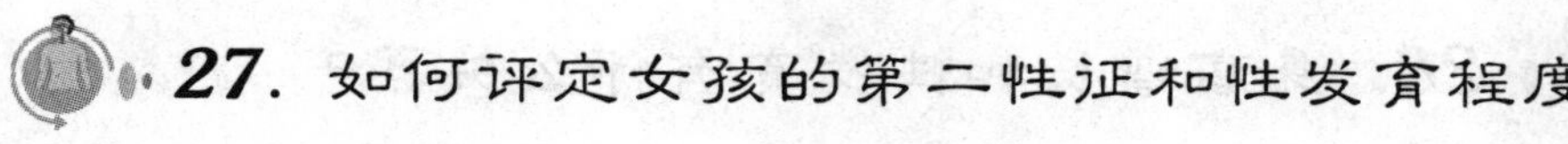

27. 如何评定女孩的第二性征和性发育程度?

女性第一性征是指女性的生殖器官。它由卵巢、输卵管、子宫、阴道、外阴等组成。其中卵巢是女性的生殖器官，8~10岁开始发育。女性第二性征指除生殖器官外女性所有的征象，如乳房、阴毛、腋毛等。第二性征发育的开始年龄和顺序有很大的个体差异。一般乳房发育最早，可从8~9岁开始，多在13岁左右已有明显发育。乳房发育可分为以下五个发育时期：

第一期：青春期前，胸前平坦，仅有小的乳头。

第二期：乳蕾期，乳头和乳房突出如核桃，伴乳晕增大。

第三期：乳丘期，乳房和乳晕继续增大和突起如同小丘，它们之间的轮廓没有分离，乳晕色素增深。

第四期：乳双丘期，乳房进一步增大，在乳房轮廓上，乳头和乳晕凸起。

第五期：成熟期，乳房更大，乳晕消退，在膨大的乳房前部只有乳头凸起，即为成人型。

阴毛约在乳房开始发育的相近年龄出现。腋毛的出现一般比阴毛晚6个月~1年，开始长得细而黄，以后逐渐变黑变粗。由于种族遗传等差异，不少女孩阴毛和腋毛一直比较稀少，这也是常见现象，所以不能以此来作为衡量女性发育是否正常的标志。

第二性征发育同月经初潮有一定关系，60%以上的女孩月经初潮时乳房发育达第三期，阴毛增多。一般在乳房开始发育后的1~2年发生月经初潮。

近百年来，月经初潮年龄提前的趋势几乎在世界各国都已观察到。我国2010年调查的结果女孩月经初潮的平均年龄为12.5岁。

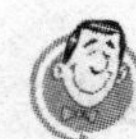

28. 身高增长和性发育有什么关系?

青春期的变化对生长速度有很大影响，男、女孩在青春期前身高每年平均增长5厘米，女孩在乳房开始发育时生长速度加快，而男孩的睾丸体积发育到10毫升时才开始迅速生长。

乳房发育从开始到完全成熟平均时间为3年，身高增长最快是在乳房发育的一年左右，月经通常出现在快速生长后的18个月，平均年龄为13.25岁，最大范围为±1.5岁。10%的女孩月经初潮出现在12岁之前，10%在15岁之后，平均月经初潮开始一般是在青春期发动之后的第2年。通常女孩身高增长最快的年龄是在11~13岁，最快的那一年身高可增长7~9厘米，3年平均增高20厘米。当月经来潮后，则快速生长期即已过去，生长速度开始下降，生长接近完成。

睾丸增大至4~5毫升时通常认为是男孩青春期的开始，其他第二性征如阴毛、腋毛随后相继出现。身高猛长出现在生殖器和阴毛发育的稍后阶段，胡须和体毛在青春后期出现。一般男孩青春期猛长开始的平均年龄为12.5岁，生长最快的平均年龄是14岁，最快的生长速度是一年长9~10厘米。身高猛长持续3年左右，共增长28厘米。通常胡须生长至需要剃须时表明已进入青春发育后期，已接近最终身高。

29. 女孩来月经后还能长高吗?

月经初潮是女孩青春发育的重要标志，人们常把它作为性成熟的开始点。此时女孩以及她们的父母最关心的问题常常是还能长个吗?还能长多少?女孩身高增长最快的时期大约在月经初潮前一年左右，在接近初潮的前6个月身高增长速度开始减慢，月经来潮后生长速度就明显慢下来，平均身高还可增长5.5厘米。一般初潮后再长10厘米的人很少，下面的公式可以由初潮时的身高粗略推算最终身高（单位：厘米）：

最终身高＝初潮时身高÷（0.9585±0.0178）

从中估计初潮后身高增长值。例如，初潮时身高 150.0 厘米的女孩，初潮后身高可增长 6.5 厘米，范围为 3.6~9.5 厘米，即最终身高可能达 153.6~159.5 厘米。

30. 性早熟对身高有什么影响？

性早熟对孩子最明显的影响就是身材矮小。伴随着性发育，骨骼生长加速，所以性早熟的儿童常显得比同龄儿童高大，这是因为身高猛长的年龄提前，增长高峰早出现的缘故。但是性早熟的孩子骨成熟也早，四肢长骨骨骺提前闭合，以致身高增长停止，所以成年后身材一般较矮。

引起性早熟的原因有多种。颅内病变，如脑炎、脑肿瘤、脑外伤等使促性腺激素分泌增加，引起真性性早熟；性腺病变，如卵巢或睾丸的肿瘤及肾上腺皮质疾病等可引起性激素分泌异常而发生性早熟；儿童误服避孕药可使女孩或男孩的乳房增大、乳晕变黑。由于下丘脑的过早活动使性功能过早出现，称为特发性性早熟。此型约占性早熟的 64%，多见于女孩。

近年来由于滥用滋补药引起儿童性早熟逐渐增多，约占假性性早熟的 25%。据研究测定人参蜂王精、双宝素等滋补品中含有雌激素和睾酮，花粉及白参中也含少量雌激素。因此家长一定不要随意给孩子服用滋补品，少数患有营养不良、发育迟缓的儿童，必须在医生的指导下服用。

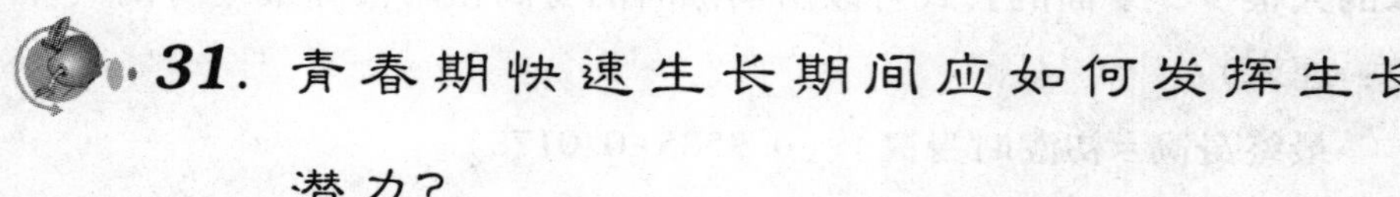

31. 青春期快速生长期间应如何发挥生长潜力?

人的生长发育有两个高峰，一是婴儿期，另一个就是青春期。在青春发育期创造各种有利于生长的环境条件，无疑能促进生长潜力的发挥。其中充分的营养、合理的体育运动以及充足的睡眠是促进生长的三大要素。

充足的营养是指每天要摄入足够的热能和各种营养素，包括蛋白质、脂肪、碳水化合物、膳食纤维、维生素、无机盐和水。这些营养素均存在于粮食、蛋类、肉类、奶类以及蔬菜和水果等食品中。

蛋白质对青春期的青少年尤为重要，每天摄入的蛋白质量应该不低于总量的18%~20%，而且最好多吃动物蛋白，如奶类、蛋类、瘦肉、鱼类、各种禽畜肉类。动物蛋白要占每天摄入蛋白的1/3~1/2。其次，大豆中的蛋白也是优质蛋白，因此多补充豆类，对青少年也是有益的。10~13岁的少年，每天需要蛋白质70克，13~18岁需要80克。如果蛋白质摄入不足，就会造成青少年发育迟缓、身体瘦弱、抵抗力减低，以致感染各种疾病，影响造血功能而造成贫血。

碳水化合物和脂肪也是生长发育必不可少的营养物质。碳水化合物主要来源于米面类粮食，因此每天要保证足够的饭量，一般13~18岁的青少年，一日主食不应少于500克。在生长突增时期，每天钙的摄入量应达到1000~1200毫克。奶制品、鱼类、豆制品含钙量较高，并且吸收利用程度较好，是补充钙的理想食品。此外可以补充适当钙剂，每天500~600毫克及维生素D，每天400单位。蔬菜和水果的营养价值很高，它不仅能提供大量的无机盐和各种维生素，其所含的纤维还能促进机体对蛋白质、脂肪和碳水化合物的吸收，增加肠蠕动。所以青少年每天的蔬菜量不要少于400克。

在保证量充足的同时，还要注意饮食的合理搭配和多样化，即粗细搭配、荤素搭配，不挑食，不偏食。

在保证营养供给充足的前提下，体育活动是促进身体发育和增强体质的最有效的方法。它能促进身体的新陈代谢，增强食欲；加强血液循环，促进骨骼生长，发育旺盛。青春发育期的学生只参加体育课和课间活动是远远不够的，每天活跃地从事户外体育活动 1 个小时是很有必要的。此外，充足的睡眠也是促进生长的一个重要因素，青少年应保证每天 9~10 个小时的睡眠。

（李　辉）

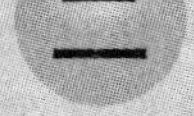

二 矮小儿童概述

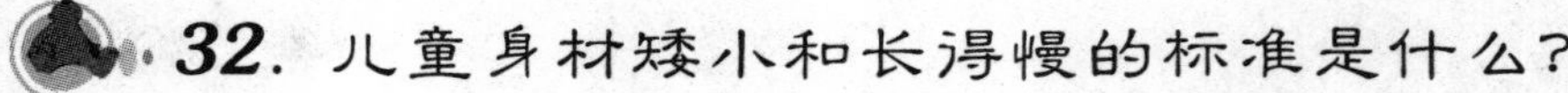

32. 儿童身材矮小和长得慢的标准是什么?

有不少家长因为自己的孩子个子矮或长得慢而找医生看病。其实，他们的孩子只是比周围同伴矮了一些，大多数身高在正常范围以内。经我们诊断为个子过矮和不正常者，只有极少数。这是因为在人群中，孩子的身高有矮也有高，这是符合自然规律的。大数量调查结果表明，人群中儿童的不同身高的人数是呈一个“常态分布”。如果画一曲线图，显示为中间最高，随后向左右两边倾斜降低，最后至零。统计学家命名这个最高的中间数为均数（平均数），表明这种身高的人数最多，即多数的儿童身高在平均值上，不高也不矮；中间数的两边，曲线逐渐降低，表示低于均数和高于均数的儿童人数逐渐减少。统计学认为，离均数左右两个标准差以内，均属正常范围，所以大约95%儿童的身高是在正常范围以内。还有一种表示方法是用百分位法，中等身高为第50百分位（P50），即相当于均数；第3~97百分位（P3~P97）占据94%的人数属于正常范围。矮小的标准为身高低于P3或均数减两个标准差。随着营养等条件改善，儿童身高的水平在提高，因此正常标准也随着有相应的提高。

当前，医生是根据全国2008年城市身高调查结果（附表1~4）来判断你的孩子身材是否正常。具体方法如下：如果孩子的身高低于同龄同性别儿童的第3百分位值时，称为矮小儿童。例如，有一名3岁男童，身高87厘米，附表1显示，3岁男童第3百分位值是

90.4 厘米，因此该儿童属于矮小儿童。不过判断孩子的身高是否正常时，除了这种标准外，还应参考孩子父母的身高，如果孩子的父母很高，他们的孩子身高，即使比第 3 百分位数字高一些，也应引起注意。

儿童身高的增长速度比绝对身高更为重要。生长速度即每年身高增长的厘米数。人的生长速度有两个高峰期，即 0～3 岁和青春期。出生时平均身高为 50 厘米，第一年长约 25 厘米，第二年和第三年各长约 10 厘米和 8 厘米。青春期（男约 14 岁，女约 12 岁）开始，每年增长 6～12 厘米，同时出现男女性征。在 3 岁至青春期之间每年增长 5～8 厘米。如果在 3 岁至青春期之间每年增长 4 厘米以下，或在 3 岁以前和青春期身高增长速度低于正常 70%，均为生长缓慢。如果孩子的身高虽还在正常范围内，但是近 1～2 年的生长速度低于正常的速度，也应该就医，检查其原因，以便及早发现疾病，得到及早治疗。

33. 矮小儿童常见吗？

北京协和医院儿科于 1985～1987 年曾经对北京市东、西城区 103753 名小学生进行了矮小儿童发生率的调查，发现身高低于同龄和同性别第 3 百分位的儿童有 202 名，占调查人数的 1.9‰，即 1000 名儿童中约有 2 名矮小儿童。这个数字和 1985～1987 年北京协和医院儿科门诊患儿中矮小儿童所占的比例（2‰）接近。

这些矮小儿童是什么原因引起的呢？家族性矮小占 1/10，体质性生长发育延迟（即所谓晚长的孩子）占 1/5。家族性矮小和体质性发育延迟同时存在时儿童矮小更加明显。以上两种原因引起的矮小儿童共占 38.6%，即 10 个孩子中大约有 4 个是因为父母身材矮小或青春期发育晚的遗传因素造成的。这些孩子基本上是正常的。其他原因有全身性疾病（如营养不良、慢性腹泻、哮喘等）、先天和遗传性疾病及内分泌疾病引起的矮小，其中，生长激素缺乏症有12人，占矮小儿童的5.9%。患病率为1/8646，即在8646普查儿童中有1人是生长激素缺乏症。12人中，少数在普查前已诊断，大多数是在这次普查中才发现的。这种情况提醒家长注意，如果儿童矮小、长得慢时，应及早找医生诊断治疗，才能取得良好效果。

34. 矮小儿童体型、外观正常与否有什么意义？

矮小儿童的体型和外观可以明显不同。一种是身体虽然矮小但看起来匀称，儿童的身体和四肢以及头面部都小且很匀称，我们称为匀称性的矮小。我们曾见到一个由家长抱在怀内来就诊的6岁的孩子，看起来像一个1岁孩子那么大。另一种称不匀称矮小，身体和外观不匀称。有的头面部和躯干部与年龄相称，但四肢很短，也有躯干部短而四肢长度正常的。正常11~12岁儿童身体的上部长度（从头顶到耻骨联合上端，耻骨联合在外阴部前面）和下部长度（耻骨联合上端至足底）约相等。不匀称矮小的患者身体上下部分长度比例不正常。

体型、外观是否匀称对诊断孩子患什么病有重要意义。体型外观正常的矮小儿童，如果儿童的生长速度不是太慢，虽然身体矮一些但不很明显，可能属于家族性矮小、体质性发育延迟或小于胎龄儿（出生时个子小）等原因。如果儿童的生长速度很慢，身材又非常矮小，可能因疾病引起，应当及早诊治。哪些疾病会引起矮小呢？常见有心脏病、肝病、肾病、肺病、神经系统疾病以及内分泌系统疾病，如生长激素不足引起的生长激素缺乏症患儿的个子严重矮小；女孩因染色体异常，引起先天性卵巢发育不全综合征，在青春期前非常矮，可同时有其他形体异常；营养不足是影响小儿生长的重要原因，如维生素D和钙供给不足导致佝偻病。此外，社会因素也可引起儿童身材矮小，如儿童在家庭中受到歧视、虐待、精神压抑，可致儿童生长减慢。

体型不匀称矮小的原因主要有各种骨骼发育障碍，如脊椎骨短或四肢骨短。甲状腺功能低下严重者，四肢短也比较明显。

35. 矮小伴有畸形的儿童可能是什么病？

身材矮小又有畸形表现，常是一种生长障碍综合征，即在一个患儿身上除了身材矮小外，还伴有不同类型畸形表现的组合。不同类型各有其特点，为了识别类型，就要各起一个名称来区别。一般以最早报道的医生的名字来命名，即某某综合征。例如，布卢姆（Bloom）综合征是由布卢姆在 1970 年首先报道的，该综合征的主要表现为两眼距离宽、眼裂向下斜、鼻子短、手指很短、小手指是弯曲的、胸骨像漏斗一样向下凹陷、八字脚等。这是一种遗传病，女性携带遗传基因，本人畸形很轻；又如哈钦森（Hutchinson）综合征，是以最早报道者哈钦森命名，又称早老症。表现为未老先衰，出生后 1.5 岁就开始衰老、脱发、皮肤变薄、皮下脂肪消失、早年牙齿脱落，5 岁就患老年人的冠心病，平均寿命只有 14 岁。这种病的原因不明，有的可能和遗传有关；又如拉赛尔-西尔弗（Rusell-Silver）综合征，以拉赛尔和西尔弗两个医生名字命名，这种综合征患儿的脸呈三角形、头大脸小、口角向下、白眼珠为蓝色、皮肤上有咖啡样斑块、身体瘦小。类似上述综合征很多，这里不一一例举。这些疾病的原因大多数不清楚，伴有畸形的矮小儿童，很可能和遗传有一定关系。诊断比较复杂，最好请遗传方面的专科医生会诊。多数疾病的治疗很困难，如拉赛尔-西尔弗综合征用生长激素治疗，身体可长高一些。

36. 矮小儿童同时有智力低下是怎么一回事？

儿童的身材矮小伴有智力低下的原因比较复杂。多数是先天性疾病，如染色体疾病、先天性生长障碍综合征、先天性代谢异常和内分泌疾病等。这类患者除矮小和智力低下外可有其他畸形表现。因此凡是有矮小和智力低下的患者应找遗传病或小儿神经科专家会诊。下面例举几种较常见的疾病。

染色体疾病中常见的有唐氏综合征。该病患者的智力低下（5岁时智商只有50，而正常应有100左右），身材矮小。作者见过1名患者成年时身高只有137厘米。儿童还有特殊的面容，如鼻梁低、双眼外侧上斜、舌头常伸在口外。患者中有50%可有先天性心脏病。手的掌纹只有一条，称通贯手，小指末端常向内弯。年龄越大的母亲生的孩子，发生这种病的可能性越大。

生长障碍综合征中有一种称阔拇指宽脚趾综合征（Ru-binstein-Taybi综合征）。表现为身材矮小、突眼、斜视、宽鼻梁、小下颌、粗短的大拇指及大足趾并指、多指、智力低下、眼睛可有白内障、眼睑下垂、睫毛长等。智商17~86。可同时伴有先天性心脏病、隐睾、泌尿系统畸形等。

先天性代谢异常疾病中有一种称黏多糖贮积症，1岁以后，表现为生长迟缓、个子矮小、智能落后。这类患者头面部畸形明显，如头大、前额突出、头颅骨像舟状、颈部短、鼻梁扁平宽、嘴唇大而外翻、舌头大张口，还有脊柱后凸、四肢骨异常、腹部凸起、肝脾大等。

内分泌疾病中有一种先天性甲状腺功能减退症，又称呆小症。如延误治疗，患儿表现呆傻、矮小和特殊面容。还有很多矮小和智力低下同时存在的患者，病因不明。对这类患者除甲状腺功能减退症外，只能对症治疗，无特效治疗办法。

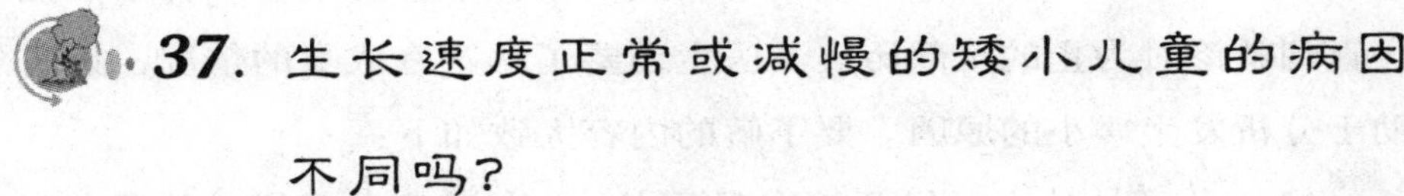

37. 生长速度正常或减慢的矮小儿童的病因不同吗？

根据生长速度的快慢，大致可以区分不同的原因。生长速度正常的矮小儿童常是正常的，多数不用治疗。生长速度减慢的矮小儿童应找医生看病，找出原因，对症治疗。

生长速度正常外观也正常的矮小儿童可有：①家族性身材矮：父母或家族中有身材矮的成员；②体质性生长发育延迟：父母青春期猛长比较晚，子女也可随父母晚长；③小于胎龄儿：由于胎儿在母体子宫内生长发育迟缓，出生时个子矮小，大部分可以赶上正常身高，有一小部分以后仍然比较矮小。

生长速度减慢的矮小儿童，他们的外观基本上是正常的，可因以下疾病引起：①全身性疾病：如先天性心脏病、肺病、慢性腹泻、肝病、肾病、长期贫血、中枢神经系统疾病等，这些疾病都可影响儿童的生长发育；②内分泌系统疾病：如生长激素缺乏症和甲状腺功能减退症。后者严重的患儿可表现四肢较短，体态不匀称。以上两种病的生长速度非常慢，可引起严重矮小。此外，还有肾上腺皮质增多症，除生长速度减慢外，还表现肥胖、性早熟，在早期小儿长得快，但骨骺过早闭合，最终身材很矮；③染色体疾病：如先天性卵巢发育不全综合征，发生在女孩，常在青春期前显得明显矮小，同时可伴有其他外观异常；④佝偻病；⑤社会精神因素：如儿童生长在受到歧视、虐待的环境中，精神上极度压抑，使生长速度缓慢。

38. 矮小儿童看病时父母应当在场吗？

儿童看病时一般都有家人陪伴。但矮小儿童看病时，要强调父亲或母亲陪伴，最好父母都在场。这是因为儿童矮小，不像急性病只有数天或数周的病史，而是比较长的病史，医生常常要了解从怀孕开始一直到就诊时为止的全部历史。医生还要了解家庭成员的情况，以有助于分析发生矮小的原因。要了解的内容大致如下：

（1）儿童从什么时候开始表现矮小？生长速度怎么样？如果家长有儿童身高的记录，可计算出每年增长多少，判断其生长速度是否正常。

（2）母亲妊娠期营养状况、疾病情况和分娩情况，如出生时是否顺产？是否臀位产（胎儿坐位出生）或是足先露（胎儿立着出生）？因为生长激素缺乏症儿童常有臀位产或足先露的分娩史。出生时有没有窒息？小儿出生时的身长和体重是多少？如果出生时体重不足2.5千克，为小于胎龄儿，是儿童矮小的原因之一。

（3）儿童生后头2~3年的喂养、疾病和用药及治疗情况如何？正常孩子生后头一年应长25厘米，第二年应长约10厘米。如果喂养不当、营养不足或此期间有长期慢性腹泻，影响消化和营养吸收，都会影响小儿的生长，婴幼儿期如果身高落后则以后很难赶上正常儿童。儿童期如果有不良饮食习惯，造成营养不足或不平衡也会影响身体长高。如果儿童在此期间有心脏病、肺病、肝病、肾病、贫血和胃肠道疾病等都会影响儿童生长发育。又如儿童用过像泼尼松一类的药物，这类药物可使生长减慢。头部外伤或头部放射治疗的历史，则有可能损伤垂体使生长激素分泌不足。

（4）儿童智力情况如何？包括上学年级和学习成绩。

（5）如果已进入青春期，要了解乳房发育、初潮、阴毛出现、喉结和遗精起始年龄等。

（6）家庭方面要了解父母的身高，青春期是否猛长及初潮年龄，父母是否离异，对子女关心的程度。这些对子女矮小的遗传性因素和精神社会因素的分析是不可缺少的。先天遗传性疾病引起矮小，更需要详细询问家族遗传史、特殊疾病史。必要时检查父母染色体和其他特殊化验。

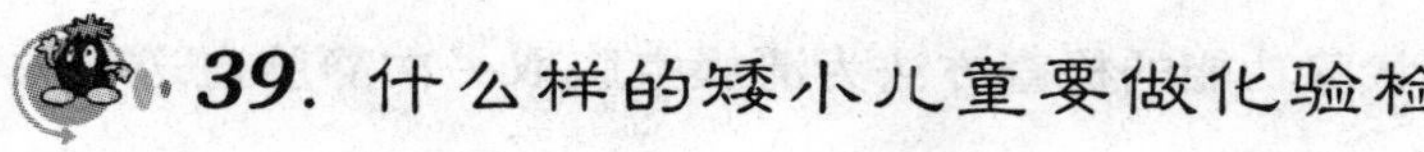

39. 什么样的矮小儿童要做化验检查？

我们已经介绍了引起矮小的原因很多，因此要治疗必须先要查清病因，即先要做出诊断，然后考虑如何来治疗，只有对症下药方能获得良好效果。

矮小儿童的诊断首先依靠详细的病史询问和体格检查。有经验的医生根据病史和体检结果，对病因就有了初步的印象，通常需要做一些化验或其他检查来帮助做出诊断。但是，是否需要做特殊检查，可有以下两种考虑：

（1）暂时不用做化验　儿童一般状况好，智力正常，身高稍高于或略低于正常标准的最低值（第3百分位值），生长速度大致正常并有条件定期（3~6个月）来门诊复查者；孩子的父母也比较矮或青春期发育比较晚者。以上情况可以暂时不做化验，观察至少6个月，看其身高增长的情况再决定。同时，给家长一些如加强营养和运动等保健指导。

（2）需要做化验　身高低于正常标准（个子越矮越需要做化验检查）；身高生长速度低于正常者，即每年生长在4厘米以下，即使现在身高在正常范围以内，也应该做化验；患者来自外地，就诊不易，不便于定期观察身高，加上患者居住地区医疗条件差，无法做特殊的化验检查。对这种患者可以放宽化验条件，即使其身高比第3百分位稍高，如果家长同意，也可做化验。

40. 矮小儿童要做哪些化验和影像学检查？

一般要做血、尿常规、血肝、肾功能、血钙、磷和碱性磷酸酶等检查，必要时做胸部X线平片。此外，根据需要做下列检查：

（1）甲状腺功能检查　包括甲状腺素（简称T_4）、三碘甲状腺原氨酸（T_3）和促甲状腺激素（TSH）。甲状腺素功能减低时，患儿生长速度减慢。甲状腺功能的检查方法为清晨空腹取一次静脉血送有关化验室测定。

（2）生长激素检查　包括筛查试验和诊断试验。

（3）血染色体检查　矮小女童为了除外"先天性卵巢发育不全综合征"，需要静脉取血检查染色体，取血不需要空腹状态，也就是说刚吃过食物也可。但应和遗传化验室联系好，取血尽快送实验室，才能取得准确结果。

生长激素和甲状腺功能检查可以同时取血分装两个试管送同一个化验室，血染色体检查则需要送遗传化验室。

（4）骨龄 X 线检查，必要时，做蝶鞍部位磁共振（MRI）检查。

（5）其他　有关矮小疾病的特殊检查。

41. 什么样的矮小儿童应去遗传门诊就诊？

有的矮小儿童到矮小门诊看病后，还建议家长去看遗传门诊，请遗传病专科医生会诊，看儿童是否有遗传方面的问题。有些家长会不理解，为什么要带孩子去看遗传病专业医生？原因在于有的矮小儿童，可能与先天遗传或代谢性疾病有关，需要遗传病专科医生进一步肯定诊断或给以治疗。通过相关的检查，来除外遗传病方面的问题。我们对有下列问题的矮小儿童，要请遗传病专科医生会诊。

（1）伴有智力低下者。

（2）伴有头面外观异常或身体各部位畸形者。

（3）身体各部位不匀称，如躯干短或四肢相对比较短者。

（4）智力低下又有身体畸形者。

因为先天性疾病和遗传病如遗传代谢、染色体病和先天畸形综合征等都有可能有上面的一些表现。这些疾病中有的遗传，有的不遗传。遗传病专科医生经过详细的遗传学家谱的调查，详细的病史，全面的体格检查以及通过一些常规筛选或特殊化验包括血染色体检查（必要时要给患儿的父母或家庭其他成员做一些检查）后，经过综合分析，有时还需要查找有关书籍资料，做出确切的诊断并提出处理的意见，回答家长的一些问题，如能否治疗？能否再生第二胎？这些都需要患儿家长的配合。

42. 矮小儿童治疗原则是什么？

首先通过病史、体格和化验检查，根据详细的资料和化验结果，综合分析判断引起儿童矮小的原因，最后确定治疗原则。原因不同，处理方法也不同。

（1）营养不足所致者　应从婴幼儿合理喂养，儿童期全面均衡的饮食，培养良好的饮食习惯，促进食欲等方法改善小儿营养状况。

（2）全身各系统疾病引起的生长速度减慢者　应积极治疗原来的疾病。疾病治愈后生长速度得以恢复。

（3）家族性矮小和体质性生长发育延迟的矮小儿童　是遗传因素造成的，不需要治疗。可通过改善环境条件，使生长潜能充分发挥，消除儿童和家长的顾虑。近年来，随着生长激素治疗适应证的扩大，家族性矮小可归入特发性矮小儿童类，用生长激素治疗。

（4）精神因素引起的生长延缓　应改善环境，使儿童得到精神上的安慰和生活上的照顾。

（5）诊断为先天遗传代谢性疾病或先天畸形综合征者　目前尚无治疗方法者进行遗传咨询，可治疗者进行特殊治疗。

（6）甲状腺功能减退症、生长激素缺乏症、先天性卵巢发育不全综合征、小于胎龄儿矮小儿童和特发性矮小儿童的治疗详见相关部分。

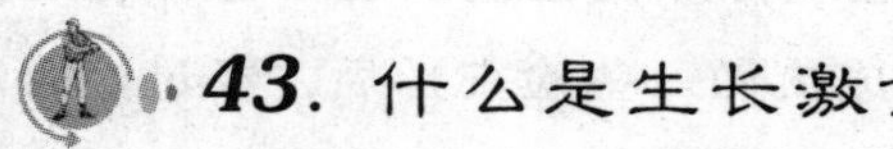

43. 什么是生长激素？

人生长激素是药也不是药，因为正常人自己能靠大脑底部中央的腺垂体分泌生长激素。这种生长激素有明显的种族特异性，只有人的生长激素对人的生长起作用，动物的生长激素对人不起作用。人的生长激素（hGH）是一种蛋白质，有一个很长的氨基酸链（含191个氨基酸）。hGH有什么作用呢？它是人生长不可缺少的，如果缺少它，人就很矮，称为生长激素缺乏症。hGH能促进关节软骨的形成和骨骺软骨的生长。研究结果认为它的作用是通过一种介质即生长介素来实现的。hGH还有很多别的复杂作用。hGH的分泌是一阵阵波浪式的，分泌低谷时，血中难以测得。饥饿、运动和睡眠时分泌增加。它还受下丘脑分泌的某些激素的调节。

人生长激素作为一种药物是怎样生产的呢？过去是在人尸体的垂体中提取出来的。因为每个垂体内含hGH量有限，1000个尸体的垂体提取出的hGH只能治疗一名生长激素缺乏症患者，因此这种药品远远供不应求。后来还发现，这种方法提取的hGH制品，还可能带一种叫Prions的病毒，会引起患者呆傻和肌肉痉挛，为一种不治之症（Creutzfeldt-Jakob病）。因此，到1985年被禁止生产了。庆幸的是随着科学技术的发展，现在已可以用基因工程重组技术生产人生长激素，很多国家包括我国也可以生产这种新型的hGH了。用这种方法生产的hGH和人体内的hGH结构完全一样，纯度高，副作用很少。由于药源丰富，不但使生长激素缺乏症患者得到治疗，还可以治疗一些因其他原因引起的矮小症。

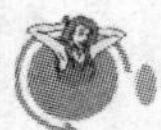

44. 哪些矮小儿童可用生长激素治疗？

由于基因工程重组人生长激素的产生，供应充足，促进了生长激素治疗各种矮小疾病的临床研究。到目前为止，已经肯定下列疾病引起的矮小症，用生长激素治疗有效。

（1）生长激素缺乏症　根据当前大数量和比较长时期的临床疗效总结表明，如果治疗开始年龄早，生长激素用量充足，治疗持续到青春期不再长高为止。生长激素缺乏症的患儿身高完全可以达到成人应有的身高。

（2）先天性卵巢发育不全综合征患者　身材矮小，如果不治疗，平均成年身高为 143 厘米。如果用生长激素治疗得当，身高可增高 10~16 厘米。

（3）小于胎龄儿矮小儿童　矮小是由于胎儿宫内生长迟缓造成的，足月出生时体重低于 2.5 千克。其中约 15%出生后持续矮小。最新研究结果证明，生长激素可促进这类矮小儿童的生长。治疗 2 年，生长速度增加 1 倍，没有副作用。

（4）特发性矮小症（ISS）　儿童矮小原因不明，但生长激素正常的儿童，2003 年美国食品药品监督管理局（FDA）根据生长激素治疗效果的研究，批准 ISS 为生长激素治疗的适应证。

（5）慢性肾功能不全　慢性肾功能不全引起的矮小有研究结果报道，用生长激素治疗这种疾病所致的生长迟缓儿童，每年身高增长比未用过生长激素治疗者增加 3~6 厘米。

（6）其他　人类免疫缺陷病毒（HIV）感染相关性衰竭综合征、Prader-Willi 综合征、短肠综合征、SHOX 基因但不伴生长激素缺乏症（GHD）的患儿。

45. 生长激素治疗对任何矮小儿童都有效果吗？

我们的回答是生长激素不是对任何矮小儿童都有效。生长激素治疗对生长激素缺乏症是有特效的。研究还证明，对某些其他原因引起的矮小症，也有一定效果。以下矮小儿童用生长激素治疗不一定都有效。

（1）家族性矮小　是指父母个子矮，子女也比较矮，这是因遗传基因决定的。用生长激素治疗，效果不肯定。那么，怎么能使这些孩子长高呢？父母应尽力为他们创造良好的环境，从小注意合理营养，预防疾病，适当运动，充足的睡眠，生活规律和精神愉快。利用以上促进生长的有利环境因素，使他们生长潜能充分发挥。

（2）体质性生长发育延迟　是父母青春期猛长比较迟，子女也有晚长现象。他们到成年时最终身高是正常的。为了解除父母的担忧，可请专科医生进行检查和咨询，定期监测身高。不一定需要用生长激素治疗。

（3）还有些矮小儿童，外观不匀称，有的四肢短，有的躯干短，常为先天性骨骼发育异常所致，另一些儿童矮小伴有外观畸形或智力低下，可能为先天性遗传、代谢性疾病或各种生长阻碍综合征，这些用生长激素治疗效果未见肯定的报道。

生长激素价格比较高，又需要每天注射，药物需要保存在冰箱4~8℃环境。因此，用生长激素要慎重，必须对症下药。如果任意应用，即使暂时未出现副作用，也要考虑经济负担和疗效，以免造成不必要的浪费和远期尚未肯定的副作用。

（鲍秀兰）

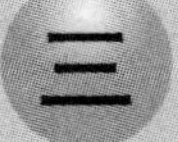

家族性身材矮小

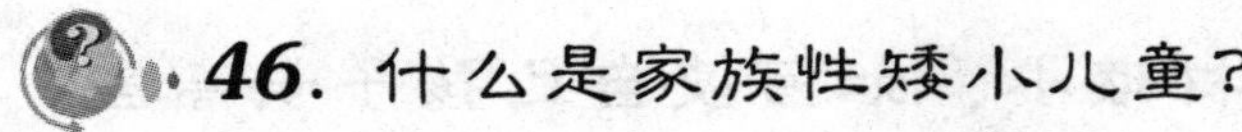

46. 什么是家族性矮小儿童？

有些儿童个子矮小，但全身内脏均没有病，他们出生时体重可正常或偏低。平时很少生病，体力活动和智力水平也都正常。虽然每年在长高，但和同龄儿童比较始终偏矮，从幼儿园到小学、中学，按高矮排队时，老是排在最前面（最矮的常常排在第一个），父母的个子常常较矮。如父亲身高稍微高于160厘米，母亲身高150厘米左右，或父亲身高正常，母亲很矮，或母亲身高正常，父亲较矮。孩子的身高，每年增长约4厘米或稍微多些，其生长速度皆在正常范围内但偏低（生长速度低于4厘米为不正常），他们青春期发育不早也不晚。体格检查和化验如生长激素和甲状腺激素以及女童的染色体检查都正常，骨龄检查结果与实际年龄相符。这些儿童很可能是家族性身材矮小。

47. 父母身材矮小会遗传吗？

儿童身高一方面和遗传基因有关，另一方面和环境条件有关。儿童身材是由多基因决定的。家庭中不同成员的身材对儿童影响程度不同，越近亲影响越大，如患儿的父母和同胞间兄弟姐妹身材矮小，他们分担儿童基因的1/2，祖父母、叔和姨为1/4，而侄甥只占1/8。如果远亲中有一矮个子的儿童，其遗传的影响较小。孩子成年时身高，可以通过父母的身高粗略的预测。下面公式可计算孩子成年时的身高。

男孩成年时身高（厘米）=（父身高+母身高+13）/2

女孩成年时身高（厘米）=（父身高+母身高-13）/2

以上计算出是平均身高，还有一个身高范围，男孩身高范围为平均身高±7.5 厘米，女孩身高范围为平均身高±6 厘米。

48. 父母身材矮小，如何使自己孩子长高些？

父母身材矮小对子女身高有影响，但这属多基因特性，就是说这种遗传特性的形成受遗传和环境的双重影响。环境条件好，遗传的影响就会减少。

为了使孩子有良好的有利于生长的条件，应从小儿出生时开始。生后头 3 年是生长的第一个高峰期。年龄越小生长越快。首先要有充足的营养，母乳是婴儿最理想的食品，人工喂养，在头 4 个月应完全用奶制品，不要吃米糊等淀粉类代替。奶量要充足。4~5 个月开始添加辅食，添加辅食要循序渐进。1 岁左右以后应以食物为主，奶制品为辅。除营养外还应预防疾病，特别要预防佝偻病。小婴儿易患各种疾病，影响食欲，不利食物消化吸收，特别是呕吐或腹泻明显影响食物的消化和吸收，如果患病时间较长，或反复发生，使小儿生长发育迟缓。过了生长加速期以后很难弥补。

儿童期生长速度较稳定，每年长 4~7 厘米。要培养良好的饮食习惯，避免偏食、少吃零食，生活规律，经常运动，充足睡眠，精神愉快，有利于生长。

青春期是人生第二个生长高峰期。更要注意合理充足的营养，多吃含钙丰富的奶制品。青春期睡眠需要量增加，而此时学习任务相对繁重，要做好生活安排，使在青春期猛长期间生长潜能得到充分发挥。

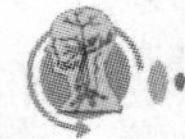

49. 家族性身材矮小儿童需要用药治疗吗？

家族性身材矮小儿童不需要用药治疗。有人用苯丙酸诺龙治疗，在用药初期可加速生长速度，但骨龄增长也加快，生长潜力减少，不能增加最终身高，如用药过多，骨骺提前闭合，使最终身高更矮。生长激素治疗的效果也不肯定，有报告认为可加快生长速度，但是否能增加最终身高尚无相关资料报道。其他暂无“增高”的药物。如果儿童有偏食的习惯，食欲不佳，经化验有缺乏锌的证据，可以补锌。每天 10 毫克，相当于 0.2%硫酸锌 10 毫升，每天两次，持续 1 个月，有利于增加食欲和生长。

（鲍秀兰）

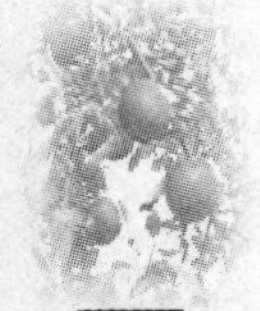

四 体质性生长发育延迟

50. 什么是体质性生长发育延迟?

体质性生长发育延迟通俗地讲就是“晚长”。他们在儿童期身材矮小，青春期猛长和性成熟时间出现晚，但是他们最终身高是正常的。

体质性生长发育延迟的儿童在出生时的体重和身高正常，在生后3~6个月开始到2岁生长速度较同龄儿慢些。因此身高逐渐较同龄儿偏低。3岁以后生长速度基本正常，在青春期前生长速度可能又较慢。因此青春期前和同龄人比较更加显得矮小。青春期猛长的年龄，男童在16岁以后，女童在14岁以后。青春期一旦开始，生长速度加快，最终达到成年人应有的高度。他们的最终身高与父母身高有关。

体质性生长发育延迟有家族史。有的父亲说，到高中或大学后才猛长，有的父亲说，参军后长高的。也有母亲晚长的历史，如初潮在15~16岁以后。

有的父母身材矮小，青春期生长发育也晚，他们的孩子受到家族性身材矮小和青春期生长发育延迟的双重因素的影响。这些儿童在儿童期更加显得矮小。按照骨龄预测成年身高和按父母的身高计算出来的子女成年身高较接近。

51. 体质性生长发育延迟儿童需要检查吗?

体质性生长发育延迟儿童在青春期前生长缓慢，和同龄儿童比较又矮又小，他们到青春期发育通常年龄时，女孩的乳房未发育，男孩的喉结不出现，声音不变调，因此常常引起父母的忧虑。为了除外其他矮小的疾病，应找医生做相应检查。

首先，要除外生长激素缺乏症，应做生长激素刺激试验。生长激素缺乏症患儿的生长激素很低，生长速度很慢，用生长激素后生长加速明显。而体格生长发育延迟儿童，生长激素刺激试验结果正常，但有的体质性生长发育延迟儿童在青春期前做生长激素刺激试验，生长激素可以偏低，好似生长激素部分缺乏症。到青春期生长激素恢复正常。

其次，要除外甲状腺功能减退症。此病在儿童期发生的，早期除身高增长减慢和身材矮小外，智力可以正常。检查血甲状腺素（T_4）和促甲状腺激素（TSH）可以确诊，治疗效果很好。

女童还应检查血染色体以除外先天性卵巢发育不全综合征。患儿身材矮小，青春期性不发育，血染色体 45XO 或其他类型。

体质性发育延迟儿童，青春期性发育晚是属于正常范围的。一般女孩在 16 岁以前，男孩在 18 岁以前出现性征发育。如果到了 19 岁，青春期仍然不来临，则可能是促性腺激素不足症，应做性激素检查。

总之，经过以上检查，除外了其他疾病的可能性，结合体质性生长发育延迟的特点和父母有青春期猛长晚的历史，在医生监测身高的情况下，家长可以安心等待孩子的自然生长发育。如有一名体质性生长发育延迟的女孩，到 17 岁半猛长，18 岁初潮，最后身高达到正常水平。

52. 体质性生长发育延迟需要治疗吗?

这是正常生长的一种类型，他们到青春期猛长，性征发育自然来临，最终身高正常，所以一般不需要治疗。但这些儿童因个子矮小，成熟慢，可引起严重的精神负担，产生行动退缩，情绪低下，甚至造成精神创伤。因此家长和儿童都应了解这是一种正常的生长类型。骨龄落后2~3年，说明生长有潜力，因为骨骺到16岁以后接近闭合，不能再长高。如果骨龄晚数年，生长时间就会延长数年，最后可以获得预期的正常身高。可定期找医生监测身高，有问题向医生咨询，这样可以解除家长和儿童的精神负担。

如果经过以上努力，仍然不能减轻儿童的顾虑，可以考虑用药治疗。合理治疗可以促进这些儿童加快生长，虽然最终身高不会增高，但也不会降低最终身高。治疗应在儿童的骨龄接近青春期，女童年龄12~13岁和男童年龄14~15岁时仍无明显性征出现者，可选用小剂量性激素诱导性成熟，男童可用长效睾酮或庚酸睾酮，每月注射1次，每次50~100毫克或50毫克/平方米，2~6个月为1个疗程；女孩可用炔雌醇50~80毫克/日或雌二醇0.25毫克/日，3个月为1个疗程。以上治疗必须在有经验的专科医生指导下进行。

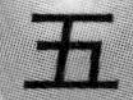

特发性矮小儿童和精神剥夺性侏儒

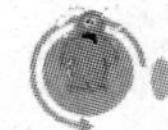

53. 特发性矮小儿童有什么特点？

特发性矮小儿童是儿童矮小患者最常见的原因之一。有以下特点：

（1）患儿出生时体重和身长均正常。

（2）体态匀称，身高在第 3 百分位以下。

（3）生长速度可近似正常儿童或偏慢。

（4）排除出生时小于胎龄儿、营养缺乏、器质性疾病、遗传代谢性疾病或染色体疾病。

（5）无严重的情感障碍。

（6）做生长激素刺激试验，生长激素峰值>10 纳克/毫升。

54. 特发性矮小的原因是什么？

特发性矮小是一种原因不明的多基因疾病，如正常变异性身材矮小、生长激素分泌功能紊乱和生长障碍相关基因突变所致的矮小。

55. 特发性矮小儿童可以用生长激素治疗吗？

2003 年根据美国和欧洲进行的有严格对照的远期追踪到成年身高的研究结果，以及根据治疗 1300 余人研究资料综合分析得出结论，生长激素用量约 0. 15 国际单位/（千克 · 天），皮下注射，平均疗程

5.3 年，可以增加成年身高 5~6 厘米（2.3~8.7 厘米）。因此美国 FDA 批准 ISS 为生长激素治疗的适应证。

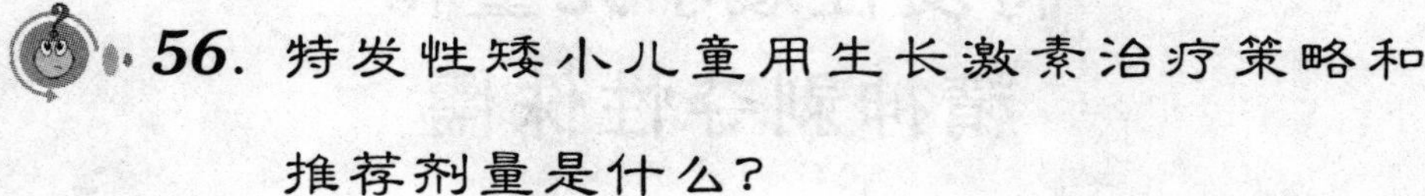

56. 特发性矮小儿童用生长激素治疗策略和推荐剂量是什么？

因为特发性矮小的病因不明，治疗效果个体差异很大。大多数有效，有的效果不好，如何决定是否要坚持治疗呢？可考虑治疗 3 个月以观察身高增长情况，并测定 IGF-1 和 IGFBP-3 水平决定，如果身高增长较前快，IGF-1 和 IGFBP-3 增高，根据研究，后两项指标增高和第二年疗效有关。根据以上身高增长效果和化验结果决定是否要长期治疗。

特发性矮小儿童在青春期前，推荐剂量为 0.15 国际单位/（千克·天），青春期后，推荐剂量为 0.2 国际单位/（千克·天）。如果效果好，可以持续用 2 年以上。

57. 精神剥夺性侏儒是怎么一回事？

由于精神不愉快，使儿童生长缓慢，身材矮小，称为精神剥夺性侏儒。这些儿童可能家庭中有不和、离婚或被遗弃；父母缺乏对子女抚养的责任和爱心。这些儿童在家中得不到关心，无人照管或虐待，精神上受到压抑。他们整天很痛苦，由此引起生长缓慢。如果这类儿童改变居住环境，如住校学习或寄养在一个温暖的家庭，生长速度可加快，如果又回到原来受虐待环境，生长速度又会减慢。充分说明生长激素受下丘脑的控制，下丘脑离情绪中枢很近。人的情绪将改变下丘脑的功能状态，进一步影响垂体分泌生长激素。通过生长激素刺激试验可以证明这一点，在不良的生活环境中测得的生长激素水平较低，到良好的环境中，生长激素恢复正常。

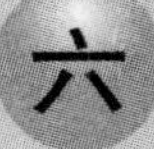

六 小于胎龄儿矮小儿童

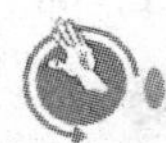

58. 什么叫小于胎龄儿?

小于胎龄儿又称小样儿或宫内生长迟缓或宫内营养不良等。小于胎龄儿的标准为出生时体重在同胎龄正常值第10百分位以下（我国15城市不同胎龄新生儿出生时体重第10百分位数表）。凡是出生体重低于下表中同胎龄数字者为小于胎龄儿。妊娠37周前出生者为早产小样儿，妊娠37~42周出生为足月小样儿，妊娠42周以上出生为过期小样儿。一般以足月小样儿为主，其出生体重多低于2500克。

我国15城市不同胎龄新生儿出生体重

（第10百分位数，单位：克）

胎龄（孕周）	28	29	30	31	32	33	34	35	36
体重	972	1057	1175	1321	1488	1670	1860	2051	2233
胎龄（孕周）	37	38	39	40	41	42			
体重	2413	2569	2701	2802	2865	2884			

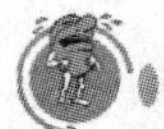

59. 小于胎龄儿长大后身材矮小吗?

小于胎龄儿出生后如果喂养得当，不生或少生病，孩子生活规律，精神愉快，则大多数的小于胎龄儿能赶上正常儿童的身高水平。

小于胎龄儿在生后前2~3年特别是前6个月，生长速度是否加快，对最终身高非常重要。他们中间有多少能赶上正常身高呢？据研究显示，头6个月赶上正常婴儿身高的占40%，3岁以前赶上正常儿童身高的占25%，3岁以后又有20%能赶上正常儿童身高，但有约15%的小于胎龄儿长大后的身材仍然矮小。有研究认为，大多数小于胎龄儿在出生后6~12个月内赶上正常婴儿，有10%~30%出生后没有加快生长现象，这些儿童成年后男孩平均身高162厘米，女孩为147厘米。瑞典研究人员认为，出生时身长低于正常婴儿的小于胎龄儿，80%在18岁时身高低于正常，所以出生时身长矮小比体重低更为重要。我国北京协和医院儿科观察1986~1989年出生的小于胎龄儿121例，他们从出生到6个月身长增长了20~22厘米，生长速度比正常儿（16~18厘米）快，有64%到6个月时身长达到正常范围（第10百分位以上），到2岁时有85%的身长达到正常范围，但他们的平均身长在中等偏低水平（第25百分位）。

60. 小于胎龄儿矮小儿童常见吗？

小于胎龄儿并不少见。影响小于胎龄儿发生率的因素很多，初产妇生的婴儿为小于胎龄儿的发生率明显高于经产妇生的孩子。经济贫困人群的发生率比富裕人群高70%。小于胎龄儿的发生率各地不同。2000年美国406万出生婴儿，小于胎龄儿发生率为7.6%。1979年加拿大报道为6.7%。我国南方6省统计，1986~1987年发生率为7.5%，同期广州的发生率为13.43%，上海1987年报道的发生率为9.2%。我国1992年调查124万出生婴儿，小于胎龄儿发生率为2.6%~5.4%。而小于胎龄儿中约15%儿童长大后出现身材矮小。我国每年出生约2000万新生儿，如按平均7%的发生率计算，每年出生小于胎龄儿矮小儿童约为21万。由此可见，每年有那么多的儿童，由于矮小影响他们的生活质量，也给成千上万家庭带来精神负担。

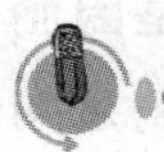

61. 出生时矮小和母亲怀孕期营养好坏有关系吗？

孕母的营养对新生儿出生时的体重的关系非常密切。如母亲营养不足，不仅影响胎儿的体格生长发育，还对婴儿出生后的智力发育有不利的影响。1929年，菲律宾发布一份关于新生儿出生体重的报告，报告显示，孕母营养丰富的低体重儿发生率为3.2%，营养中等的低体重儿发生率为11.0%，营养差的低体重儿发生率为31.0%。世界各国都有证明，在战争或饥荒时期，由于孕母缺乏营养，小于胎龄儿的出生率明显增加。上海儿科研究所的研究报告显示，4个小于胎龄儿中有一个是由于孕母偏食、严重孕吐而少食，或因居住偏僻山区缺少营养造成。体力劳动重且营养不良的孕母比轻体力劳动营养不良者容易生产小于胎龄儿，可能因为劳动消耗能量，使胎儿获得营养更少的关系。

近年来，有关微量元素的研究发现，如果小鼠怀孕期间的食物缺乏锌时，对胎鼠发育有严重影响，出生体重只有正常的一半。此研究提醒我们孕母的食物中如果缺乏锌，也可能是出生小于胎龄儿的原因。

总之，孕母的营养对胎儿的正常发育至关重要。因此，母亲在孕期中，一定要重视合理的营养。

62. 还有哪些原因引起小于胎龄儿呢？

身材矮的母亲生个子小的婴儿的机会比较大。一项研究发现，出生小于胎龄儿组的母亲身高平均为156厘米，而对照组正常新生儿母亲身高平均为161厘米，两者差别非常显著。

多胎妊娠常常产生小于胎龄儿。双胞胎和三胞胎的个子较小。有时双胞胎中，一个体重正常，而另一个为小于胎龄儿。这可能是因胎盘供血不公平所致，供血多的个子大，供血少的个子小，也可能是两个胎儿之间的血液传输所致。

慢性宫内缺氧也是引起小于胎龄儿的重要原因。如孕母28周前阴道流血、孕母有严重的妊娠高血压疾病、严重糖尿病有血管病变者、慢性心血管或肾脏疾病等，以及孕母地处高原或吸烟（每日5支以上），均可使胎盘血流量减少和胎儿慢性缺氧和营养供应不足，造成胎儿生长不良，出生时个子小。

胎盘或脐带异常也影响胎儿生长，胎儿营养和氧气由胎盘和脐带血液供应。如果胎盘有血管瘤、小胎盘或胎盘发育不良，胎盘血管阻塞，脐带血管异常，子宫血流量不足等均可影响营养和供氧而导致胎儿宫内生长迟缓。

宫内感染是引起胎儿生长迟缓的另一个重要原因。病原体从孕母经子宫颈或血流等渠道先侵犯胎盘，引起炎症，进一步侵犯胚胎或胎儿，造成胎儿发育减慢和畸形。常见的病原体有各种病毒（如风疹病毒、巨细胞病毒、疱疹病毒、柯萨奇病毒、孤儿病毒和乙型肝炎病毒等）以及弓形虫（与犬和猫等接触传染）等都可以引起小于胎龄儿。某些染色体畸变、遗传和先天性疾病等也可使孩子出生时个子矮小。

63. 小于胎龄儿在新生儿期有什么表现？

小于胎龄儿常常比同体重的早产儿在神经发育方面成熟些。但他们由于在宫内营养不足，新生儿期显得很瘦，皮肤干燥、苍白、弹性差甚至皮肤干裂和脱皮等，由于消瘦腹部凹进去。这些新生儿在宫内慢性缺氧，除个子小以外，缺氧严重时，胎粪排出污染羊水，使胎脂和皮肤发黄，还可能有羊水吸入引起呼吸困难、青紫等。

小于胎龄儿先天畸形的发生率比正常新生儿高10~20倍。有先天性畸形的小儿常有先天性疾病和染色体畸变等病因。

除了以上表现外，约有 1/3 的孩子在出生后头 3 天，发生低血糖症。表现为肌肉小的抖动，体温过低、昏睡、抽搐和反复呼吸暂停等。这是因为他们肝脏内的糖原贮存不足，而身体内组织对糖的吸收和利用快，引起血糖的供不应求导致低血糖症。

小于胎龄儿的智能发育大部分是正常的，其智能发育的好坏与造成宫内发育迟缓的病因有关。如其原因为宫内感染、严重营养不良或染色体异常，有可能引起智能发育障碍。有的小于胎龄儿，在出生时，除体重低外没有任何其他异常表现，这可能单纯因母亲身材矮小的原因所致。

64. 如何预防小于胎龄儿身材矮小和智力低下？

小于胎龄儿在生后头几天里出现的低血糖和呼吸困难等问题，经过儿科医护人员治疗，大多能顺利解决。孩子出院以后，父母应如何促进他们加速生长，赶上正常同龄孩子，防止他们以后矮小和智力低下呢？

（1）加强喂养和护理　小儿身高的增长速度，年龄越小越快。正常婴儿生后头 6 个月一般能增长 18~19 厘米，第 1 个月长 6~7 厘米。小于胎龄儿是由于宫内营养不良所致的瘦小，出生后如果营养充足，会比正常婴儿长得更快，此种现象称为“追赶性生长”现象。这种追赶性生长在头两年里，对孩子以后的个子是否矮小有密切的关系。如果此时期内，未能赶上正常水平，至成年时身材较矮。生后营养对大脑的生长也非常重要。动物实验显示，第一组大鼠在宫内营养不良，而出生后供应的营养丰富，大鼠的脑细胞只减少 15%；第二组大鼠在宫内营养不良，出生后继续营养不良，则脑细胞减少 60%；第三组大鼠宫内营养充足，生后营养差，脑细胞也减少 15%。这个实验结果充分说明生后营养和宫内营养同等重要。婴儿出生后，加强喂养和护理，对预防矮小和智力低下至关重要。小于胎龄儿要求吃奶量相对要多一些，只要孩子的胃肠能够耐受，应尽量多吃奶，每千克体重要获得的热卡比正常儿多1/5~1/3。只有吃得多才能长得快，弥补胎儿期的营养不足。母乳是最理想的食品，容易消化吸收，还有天然的免疫作用，使婴儿少生病。

（2）锌的供应　小于胎龄儿血锌含量明显低于正常，从出生到6个月，每天补锌3毫克。如用0.2%硫酸锌，每天需6毫升（分2~3次口服）。补锌有利于提高小儿的食欲，促进小儿生长。

（3）婴儿按摩和体操　有利于促进营养的吸收和利用，使体重增长加快。又因父母给婴儿按摩，通过增加皮肤触觉刺激和亲子交流，有利于婴儿的智力发育。

（4）早期教育从新生儿开始给予丰富的刺激　如视、听和皮肤触觉等刺激，进行智能训练，以促进大脑发育，预防智力低下。

65. 小于胎龄儿矮小儿童可以用生长激素治疗吗？

小于胎龄儿矮小儿童通过生长激素检查，他们体内的生长激素是正常的，极少有生长激素缺乏的，但他们体内生长激素分泌可轻度不正常或对刺激试验生长激素反应不足。

小于胎龄儿的生长激素无论正常与否，用生长激素治疗都会有效。这种研究早在20世纪70年代就已经开始了，至今的研究结果认为，它的治疗效果肯定，可以加快小于胎龄儿的生长。1989年，有一位医生用生长激素治疗9例小于胎龄儿，治疗前儿童的身高每年平均增长3.5厘米，治疗1年后，平均身高增长7厘米，生长速度加快了1倍。之后，北欧和西欧研究报告显示，治疗230例患儿，年龄2~8岁，平均年龄5.3岁，治疗2年，生长速度增加约1倍。持续治疗4年，没有出现任何副作用。骨龄不加快增长，说明不会影响小儿的生长潜力。

2001 年美国 FDA 和 2003 年欧洲药品局（EMEA）批准，出生体重或身高小于正常同性别和同胎龄 2 个标准差以上的儿童，为用生长激素治疗的指征。

目前确定生长激素用量为每天每千克体重 0.1~0.2 单位，一般用 0.15 单位皮下注射，每天 1 次。治疗开始的年龄越小，治疗效果越好。治疗的剂量较大，则效果较好。治疗可持续到身高达到正常水平。

（鲍秀兰）

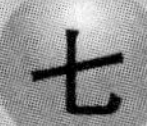

七 生长激素缺乏症（GHD）

66. 生长激素缺乏症是怎么一回事？

人的大脑中央下部有一个指头大小的组织名叫垂体，垂体长在颅底骨的一个骨槽内，这个骨槽叫蝶鞍。垂体分为前半部和后半部，在前半部中有5种细胞，其中，促生长细胞产生和分泌生长激素；促乳腺细胞分泌泌乳素；促皮质细胞、促甲状腺细胞和促性腺细胞分别分泌促肾上腺激素、促甲状腺激素和促性腺激素。单纯缺乏生长激素者为单纯生长激素缺乏症。还有生长激素缺乏伴有其他激素缺乏者，如生长激素缺乏同时有促甲状腺激素、促性腺激素缺乏等。生长激素是人体生长不可缺乏的成分，如果生长激素缺乏或不足，人的生长就会非常缓慢，身材非常矮小，所以患这种病的人称生长激素缺乏症。

那么生长激素是如何促进人体生长的呢？生长激素通过以下几种作用使小儿生长的：

（1）促进蛋白质合成　人体生长时需要有更多的蛋白质合成，因此生长激素有促进生长的重要作用。

（2）促进钙、磷、钾、钠等物质在体内吸收和潴留，为生长提供原料。

（3）生长激素可间接刺激骨和软骨的生长，这是生长激素通过刺激肝脏产生生长介素-C，又称类胰岛素样生长因子-1（IGF-1），促进骨和软骨的生长而增加身高。

（4）生长激素还可使脂肪分解氧化，使肝糖原分解，释放出葡萄

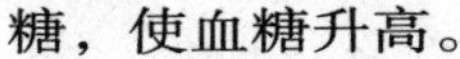

糖，使血糖升高。

由于生长激素有以上促进生长的重要生理作用。因此，因种种原因引起身体缺乏生长激素时，就会引起身体的严重的生长障碍和矮小。

67. 生长激素缺乏症常见吗？

在北京协和医院矮小门诊中生长激素缺乏症并不少见。1985 年，在矮小门诊就诊的 218 个矮小儿童中，有 73 个患生长激素缺乏症约占矮小患者的 1/3。1987 年，北京协和医院普查北京市市区 10 万多名中、小学生中，发现矮小儿童 202 人，其中诊断为生长激素缺乏症 12 人，占矮小儿童的 5.9%。按普查人数计算，生长激素缺乏症的患病率为 1/8646。如果按万分之一发生率计算，我国有 3 亿多儿童，全国就有 3 万生长激素缺乏症儿童。1977 年，英国报告显示 6~9 岁5 万名儿童调查，有生长激素缺乏症为 1/4710，比我国多些。

68. 什么样的矮小儿童可能是生长激素缺乏症？

矮小儿童是指身高在第 3 百分位以下的儿童，所以说每 100 个儿童中可能有 1~2 个为矮小儿童，但这些儿童中大多数不是因为生长激素缺乏引起的，其中约 1/3 为家族性矮小和体质性生长发育迟缓。我们的经验是，患生长激素缺乏症的小儿，身材矮得特别明显。他们出生时个子不小，体重和身高在正常范围，第一年的生长发育也多正常。约有半数病例，在一年后生长速度减慢，另一半病例生长速度逐年落后。年龄越大，矮小越明显，和正常儿童的差距也越大。

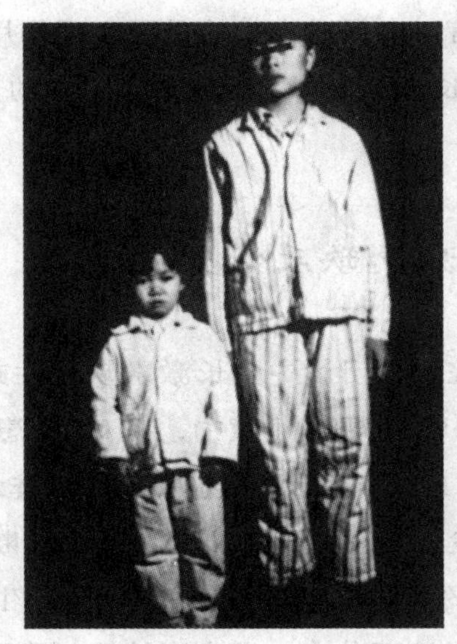

生长激素缺乏症和同龄正常儿童比较

69. 生长激素缺乏症除体型矮小外还有别的表现吗？

患这种病的儿童除身体矮小外，可有低血糖晕厥或抽搐的表现。因为生长激素有分解肝糖原使血糖升高的作用，缺乏生长激素的儿童血糖常常偏低。在清晨空腹时可出现低血糖症状如头晕、出汗和晕厥，甚至引起抽搐。此外，如果是垂体多功能缺乏，可有以下几种表现：

（1）怕冷、皮肤干燥、反应迟钝等甲状腺功能减退的表现，这时检查可发现 T_4 低，但 TSH 正常或偏低。

（2）青春期出现晚或始终无性征发育　又有两种情况：一种为生长激素缺乏，患儿的性成熟常常延迟，但最终还会出现；另一种为促性腺激素（LH，FSH）缺乏，患儿成年后仍然无第二性征，性腺不发育，如不治疗，以后没有生育能力。

（3）肾上腺皮质功能低下（ACTH 不足） 如虚弱无力、厌食、头晕、直立性低血压等。这种情况在临床上很少见。

70. 生长激素缺乏症不治疗将会怎么样？

患生长激素缺乏症的儿童在幼年时除矮小外，其他方面均正常，不引起家长的注意。随着患儿年龄增长，患儿的身高和同年龄儿童差距越来越大，孩子在和同伴相处中感到自卑、胆怯，遇事退缩不前、情绪低下，养成孤僻的性格，对儿童的心、身发育均有不利的影响。不治疗的儿童生长速度缓慢，每年只能长 2~3 厘米，骨龄明显落后，骨骺闭合延迟，生长期大大延长。我们见到一个患者已经 24 岁，骨龄只有 14 岁。一般骨龄 16~17 岁接近闭合，不再生长，而他还可能继续生长。给他试用生长激素 1 个月，就长了 1 厘米。估计这个患者可以缓慢生长到 30 岁左右。但是无论生长期多长，患者至成年时的平均身高只有 137 厘米，同时性征发育延缓。

合并促性腺激素不足者，成年无性征。曾见到一个 24 岁的患者，没有胡须，声调仍为童声，阴茎如幼童。用生长激素治疗 2 年后，身高长至 150 厘米，而性征未见进步。

合并促甲状腺激素（TSH）不足者身高更矮，骨龄落后更明显。除矮小外可有皮肤粗糙、四肢凉、怕冷、便秘等甲状腺功能低下的表现，但这些症状不如原发性甲状腺功能减低明显。如果用甲状腺素治疗，在近期可促使身高增长。如不用生长激素治疗，单用甲状腺素可改善甲状腺功能减退的症状，但是不能改善持续的身高增长问题。

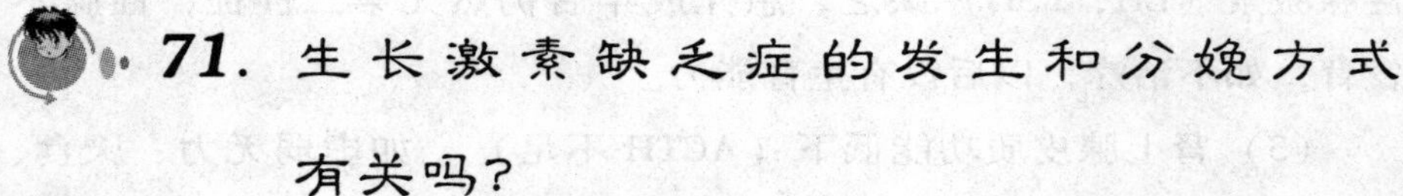

71. 生长激素缺乏症的发生和分娩方式有关吗？

大多数生长激素缺乏症没有明显的垂体和下丘脑的病变。下丘脑是在垂体上面的大脑一部分，能产生一些激素来控制和调节垂体产生生长激素和其他几种激素，也就是说下丘脑是垂体的上级，控制垂体的各种分泌。研究证明，生长激素缺乏主要缺陷在下丘脑而不是垂体本身。生长激素缺乏可单独发生，也可和多种其他激素缺乏同时发生。这些患者是散发的，和遗传没有关系。很多患者和分娩方式有关，多见于臀位产、产钳助产、产间母亲阴道出血和生后窒息等。说明产伤和胎儿低氧是引起发病的因素。我们的观察资料也支持这点。我们分析了258例生长激素缺乏症患者，其中有臀位产和足先露分娩者占64%，而同期非生长激素缺乏症儿童433例中，有臀位产和足先露分娩者只占3%。作者见到3对双胞胎小儿，其中一个头位顺产者为正常，另一个臀位产者有生长激素缺乏，比顺产的孩子矮一头。其中有一对双胞胎男孩，孕38.5周出生。双胞胎之大，顺产，生后即哭，出生体重2.5千克，人工喂养。11岁9个月时，身高136.7厘米，为正常小儿的身高。双胞胎之小，足先露分娩，出生体重也是2.5千克，生后2~3分钟才哭。母乳喂养。1岁以后就显示比同胞矮小，看病前3年，每年只长2.5厘米。9岁开始换牙，11岁9个月时，身高111.0厘米，比同胞矮了25.7厘米。但他们两个的智力均很好，学习优良。后来，化验结果证明，矮的孩子血中生长激素低于正常，被诊断为生长激素缺乏症，而高的孩子生长激素正常。

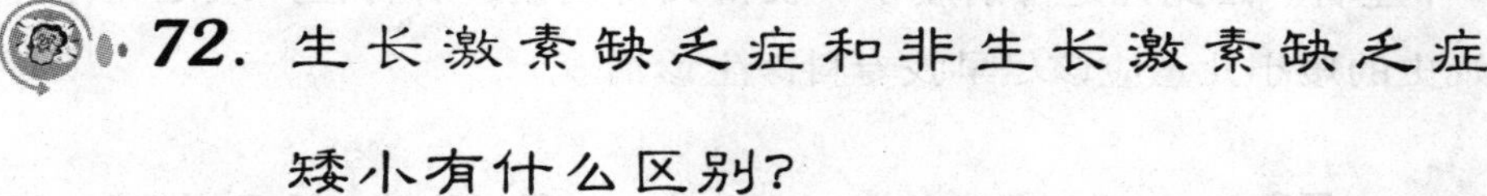

72. 生长激素缺乏症和非生长激素缺乏症矮小有什么区别？

生长激素缺乏症患儿发现越早，用生长激素治疗越早，效果越好。而非生长激素缺乏症矮小的原因多样，其中有些由于父母矮小的家族性矮小，有些是青春期发育晚的暂时性矮小，另一些由于全身性疾病引起的矮小，以上原因的矮小孩子生长激素不缺乏。

那么从小儿的情况和表现能大致区分吗？1988 年我们总结了生长激素缺乏 73 例和非生长激素缺乏 87 例。我们都做了详细的个人生长发育史调查、体格检查和化验测定，特别是对每个儿童做了生长激素测定。把矮小儿童根据生长激素水平的低于正常和正常分成生长激素缺乏症和非生长激素缺乏症矮小两类，他们的临床特点见下表。

生长激素缺乏症和非生长激素缺乏症矮小儿童的临床特点比较表

项　目	生长激素缺乏症	非生长激素缺乏症
臀位产或足先露	67%	6%
生后窒息	36%	5%
身高明显矮小	69%	2%
平均生长速度（厘米/年）	3.1 厘米	5.2 厘米

以上结果说明生长激素缺乏患儿中有 2/3 有臀位产（坐着出生）或足先露（立着出生）的分娩史，有 1/3 有生后窒息史，身高明显落后（比同年龄平均身高低 16 厘米左右）的占大多数，每年生长平均只有 3 厘米。而非生长激素缺乏矮小儿童分娩史大多数为顺产，身高落后比较小，生长速度大致正常。如果比较骨龄，生长激素缺乏患儿骨龄比实际年龄平均低 4 年，而非生长激素缺乏矮小儿童骨龄落后约

2年左右。因此凡是特别矮小，长得又特别慢，有臀位产或足先露分娩史的矮小儿童应该尽早找专科医生诊治。

73. 儿童期突然不长个，是否头颅里长肿瘤或有其他原因？

儿童期突然不长个，要注意垂体部位长肿瘤，破坏了产生和分泌生长激素的细胞使生长激素分泌不足，生长停滞。我院曾经分析了73例生长激素缺乏症患儿中，有3例是由于垂体内长肿瘤引起的。最常见的是颅咽骨瘤，可能这种病变在出生时已存在，但肿瘤细胞长得非常慢，在6~8岁以前很少出现症状，比较老的病变可以有部分钙化，肿瘤可以破坏垂体组织，侵蚀垂体的居室——蝶鞍，在X线片上可以发现蝶鞍区有钙化影，蝶鞍扩大，形状被破坏。在下丘脑病变中可有其他种类肿瘤，结核病变，弓形虫感染病变和血管瘤等也可引起损害，减少生长激素分泌。

由于垂体明显损伤引起的生长激素缺乏症，开始时生长正常，在儿童期生长速度减慢或生长停滞。如果垂体完全被破坏时，出现多种垂体功能低下表现，如无力、怕冷、精神呆滞、少汗、性腺不发育、性腺已发育者产生退变、阴毛脱落、闭经。有低血糖和昏迷的倾向。还可出现多饮、多尿的尿崩症症状，随病情加重尿崩症症状有自然改善的趋势。如果颅内损害是一个正在长大的肿瘤，可出现头痛、呕吐、视觉障碍、睡眠异常增多、学习成绩下降和抽搐等。颅咽管瘤在儿童常见，常有视野缺损，即只能看见前面中央部分，看不见两旁边的东西，有视神经萎缩。有些患者先出现生长速度减慢，有些先有神经症状，手术后才出现不长高等垂体功能不足。

外伤引起颅骨底部骨折，也可损伤下丘脑和垂体，造成生长激素产生不足，在73例生长激素缺乏症患者中就有1个女孩，因为严重外伤造成颅底骨折，从此以后突然身高不增长。

此外，脑内缺氧和出血栓塞可损伤垂体和下丘脑。因白血病或头颅部位如眼睛和耳部肿瘤做放射治疗也可能引起下丘脑和垂体的损伤，以上原因均可使生长激素分泌减少而引起生长障碍。

74. 生长激素缺乏症遗传吗？

近年来研究发现，在没有明显的垂体或下丘脑病变的生长激素缺乏症患者中，5%～10%有家族遗传性，分型见下：

（1） 单纯性生长激素缺乏

1） 常染色体隐性遗传——Ⅰ型。

ⅠA型　生长激素基因缺失

ⅠB型

2） 常染色体显性遗传——Ⅱ型。

3） 性联遗传——Ⅲ型。

（2） 多垂体激素缺乏

1） 常染色体隐性遗传——Ⅰ型。

2） 性联遗传——Ⅲ型。

以上各种类型中有两型已经研究清楚。ⅠA型：缺乏生长激素基因，这种患者接受生长激素治疗开始时有效，但很快产生抗体而失效。因为他们身体内没有生长激素，当外来生长激素治疗时，身体认为这是异体的蛋白加以排斥。ⅠB型患者自身能产生小量生长激素，所以用生长激素治疗有效。

另外两种和遗传有关的矮小分别称为拉伦侏儒症和匹葛密侏儒症。

（1） 拉伦侏儒症　为常染色体隐性遗传，见于东方犹太人家族。生长障碍原因不是因为缺乏生长激素，而是生长介素合成障碍所致，患者肝脏缺乏生长激素受体，不能合成生长介素，而患者血中生长激素水平正常或增高。这种患者用生长激素治疗无效，而用生长介素治疗有效。

（2）匹葛密侏儒症　这是一种非洲赤道的矮小家族，患者外观很像生长激素缺乏症，但血中生长激素正常，用生长激素治疗无效。患者在青春前期生长正常，血中生长介素也和同龄儿童相近，但青春时期血中生长介素减低，缺乏青春期的猛长，因此至成人时很矮小。

75. 清晨测定一次血中生长激素的结果可靠吗？

检查生长激素取血方法和一般化验不同。一般化验检查都是清晨空腹时一次静脉取血即可。可是生长激素检查只靠清晨取一次血测定是没有意义的。因为生长激素缺乏症患儿和正常儿童血生长激素基础值没有差别，正常儿童清晨取血查出的生长激素也是低的，所以不能凭这一次生长激素的测定值低就诊断为生长激素缺乏症。这是为什么呢？因为血中的生长激素浓度是在变化的，生长激素分泌有一定规律性。它是一阵阵脉冲样分泌的，每天有5~9个分泌高峰，这些分泌高峰大多是在晚上睡眠时出现。生长激素分泌也和运动、摄取食物和应激刺激有关。运动后可出现分泌高峰，疼痛刺激、饥饿和低血糖以及某些药物均可刺激垂体分泌生长激素。所以检查生长激素需要应用能刺激生长激素分泌的一些方法。

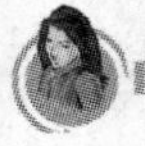

76. 生长激素检查需要哪些方法呢？

检查生长激素需要一些方法。有的是生理性方法，如利用睡眠后或运动后生长激素增加时取血；另外是药物刺激试验，用某些药物促使生长激素分泌，然后多次取血检测生长激素。在正常人用这些方法后可以使生长激素分泌增加，达到一定的数值就定为正常。生长激素缺乏患者用以上方法仍然分泌不出生长激素，就可以诊断为生长激素缺乏症。

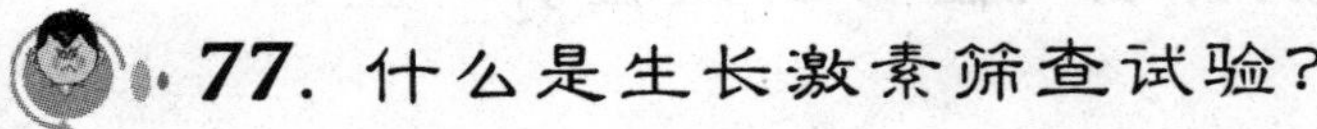

77. 什么是生长激素筛查试验？

筛查试验是指简单的方法检查生长激素。筛查试验结果，生长激素正常可以除外生长激素缺乏症，如果低于正常，则不能确定此病。筛查试验常用以下两种方法：

（1）运动试验　方法：被试验儿童空腹，在运动前取血一次，然后快速上下楼梯跑持续5分钟，使心率达到每分150次以上。如不到此数，还要跑，直到心率达到上述指标。然后正常步行10分钟后，再取血检查生长激素。

结果判定：两次生长激素中，有一次等于或大于10微克/升，可以排除生长激素缺乏症。如低于10微克/升，则不能诊断，尚需要进一步做诊断性试验。

准确性：经研究，有166名矮小儿童做此种试验，运动试验后，有63%的生长激素正常，可以排除生长激素缺乏症。34%的生长激素低于正常，后经诊断性试验确诊为生长激素缺乏症者只有4%，诊断有效率为66%。

（2）可乐宁筛查试验　方法：早晨空腹或餐后3个小时，先取血一次，然后口服可乐宁，每千克4微克或剂量按医嘱，吃药后1个小时取血1次。

结果判定：两次取血中有一次生长激素大于或等于10微克/升为正常。

准确性：有100个矮小儿童做此试验，75个儿童生长激素正常，排除生长激素缺乏症。另外，有25个儿童生长激素低于正常，后经诊断性试验确诊14人为生长激素缺乏症，11人为正常，诊断有效率为90%。

78. 生长激素缺乏症诊断试验有哪些?

人生长激素分泌呈阵发性，分泌高峰常发生在睡眠开始后1个小时。白天生长激素分泌很少，所以随意取血检查生长激素以诊断生长激素缺乏症非常困难。传统诊断方法是应用一些能刺激生长激素分泌的药，然后取血测定生长激素。因为一种药物诊断尚不可靠，所以要用两种药物，两次试验结果才能诊断生长激素缺乏症。药物刺激试验就是生长激素缺乏的诊断试验。我们常用的刺激试验药物有左旋多巴胺、胰岛素低血糖、可乐宁、精氨酸等方法。

(1) 左旋多巴胺试验　方法：清晨空腹，先平卧半个小时，取静脉血一次，接着口服左旋多巴胺每千克体重15毫克，然后于服药后30、60、90和120分钟各取血一次，共取5次血送实验室测生长激素。

副作用：有少数小儿服药后有呕吐反应，2~3个小时后消失，对儿童无不良影响。因总共取血量约10毫升，对身体无害。

(2) 可乐宁试验　方法：清晨空腹，先平卧半小时，取静脉血一次，接着口服可乐宁每千克体重4微克，然后于服药后30、60、90和120分钟各取血一次送实验室测生长激素。

副作用：服药后可有发困、嗜睡，2~4个小时后消失，可能有直立性低血压，避免猛然坐起直立。

(3) 胰岛素低血糖试验　方法：清晨空腹，先平卧半个小时，取静脉血一次，接着静脉推注正规胰岛素每千克体重0.1~0.15单位一次，于注射后30、60、90和120分钟各取血一次送实验室测生长激素和血糖。

这种试验是通过低血糖激发生长激素分泌，所以在试验过程中血糖至少要降低至原来血糖的50%或以上才有效应。

副作用：注射胰岛素后可以引发症状性低血糖，表现如出汗、颤抖、烦躁、紧张不安、恶心和呕吐，接着意识模糊、嗜睡，甚至出现昏迷惊厥。如出现上述情况，在尚未发生惊厥时，可静脉推注10%葡萄糖每千克体重1毫升；如发生惊厥，一次推注10%葡萄糖每千克体重4毫升。症状即可缓解，然后口服葡萄糖水或缓慢静脉滴注10%葡萄糖液持续1~2个小时。以上情况虽然少见，但做此种试验时必须有医护人员在场监护，以免发生意外。

（4）精氨酸试验　方法：清晨空腹，先平卧半个小时，取静脉血一次，接着静脉推注精氨酸，每千克体重0.5克，用10%葡萄糖稀释成10%浓度，在半个小时内滴注完。于滴注后30、60、90和120分钟各取血一次送化验室测生长激素。

这是一种安全的方法，如矮小儿童有惊厥史，不宜用胰岛素低血糖试验，可采用这种试验方法，一般无副作用。

79. 如何判断生长激素测定的结果？

生长激素刺激试验是诊断生长激素缺乏症最重要，也是不可缺少的方法。每个刺激试验有5个生长激素测定值，一般最高值在90分钟时或前后，最高值也叫峰值。峰值等于或大于10纳克/毫升（ng/ml）为正常，如果一个刺激试验生长激素峰值低于10纳克/毫升，再看第二个刺激试验峰值是多少，如果等于或大于10纳克/毫升，就可以排除生长激素缺乏症。当然，两个刺激试验峰值都高于10纳克/毫升，肯定能排除生长激素缺乏症。两个刺激试验生长激素峰值均在5~9.9纳克/毫升，则诊断为部分性生长激素缺乏，两个刺激试验生长激素峰值均低于5纳克/毫升时，诊断为完全性生长激素缺乏。无论是部分性或完全性生长激素缺乏都是不正常的。

例 1　生长激素（GH）测定为正常

试验方法	取血时间（分钟）				
	0	30	60	90	120
可乐宁（GH 纳克/毫升）	1.0	4.0	11.0	18.2	7.2
左旋多巴胺（GH 纳克/毫升）	2.0	5.6	9.6	8.8	4.2

例 2　生长激素完全性缺乏

试验方法	取血时间（分钟）				
	0	30	60	90	120
可乐宁（GH 纳克/毫升）	0.2	0.4	1.0	1.2	0.8
左旋多巴胺（GH 纳克/毫升）	0.1	0.5	2.0	1.4	1.1

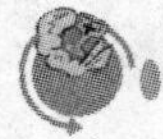

80. 生长激素诊断试验需要重复做吗？

有的家长问生长激素诊断试验过了几年需要再做吗？回答是不需要再做了。因为生长激素诊断试验至少要做两种药物刺激试验，如果确诊为生长激素缺乏症，已经说明垂体生长激素分泌很少，这种情况不会改变，过几年后再做，也是低的。这种试验要采血10次，化验价格较贵，没有必要给患儿和家长带来不必要的痛苦和经济负担。曾有一个生长激素缺乏症患儿，诊断时为2岁7个月，由于经济问题，过了4~5年才开始治疗。治疗时没有再做试验，而生长激素的治疗效果很好，2年长了25厘米，证明过去诊断是正确的。也有生长激素诊断试验是正常的，已经排除了生长激素缺乏症，以后虽然长得较慢，也没有必要再做这种试验了。应寻找引起生长缓慢的其他原因。因此家长应保留化验结果，避免以后就诊时重复做这种试验。但也有一种情况例外。有些体质性生长发育延迟的孩子，在青春期前生长激素刺激试验的结果偏低，类似生长激素部分缺乏，但到了青春期再做此种试验，生长激素结果变为正常了，这可能因这些儿童在青春期生长激素增高有关。

1998 年报道，幼年诊断生长激素缺乏症，儿童后期、青春期、成年期再做刺激试验，平均有 45%转为正常。因此，生长激素缺乏症的诊断应结合临床表现。

81. 诊断生长激素缺乏症除检查生长激素外还应查哪些化验？

矮小儿童病因很多，医生从询问详细病史中已经在考虑他矮小的原因可能是什么？从化验方面，除测查生长激素外，一般可以化验血、尿常规，必要时测查肝肾功能及血钾、血钠、血氯、血钙、血磷和碱性磷酸酶等。

从内分泌的角度，矮小儿童应常规查甲状腺功能（T_3、T_4、TSH）。因为垂体功能受损伤的患者除生长激素低下以外，可能有甲状腺功能低下即 T_4低，TSH 低或正常。遇到这种情况如果不先治疗甲状腺功能低下，单用生长激素治疗，效果不好。所以生长激素缺乏同时有甲状腺功能减退者，应先治疗甲状腺功能减退，等 T_4恢复正常后，再同时用生长激素治疗才有良好的效果。

那么垂体多功能受损伤还应查性腺功能和肾上腺功能吗？一般来说生长激素缺乏症患儿的青春期来临晚，性腺均未发育，性激素水平很低，测查没有意义。肾上腺皮质功能减退有临床表现如衰弱、无力、消瘦和呕吐等，我们还未曾见到这种情况，一般不用做这方面的检查。

82. 生长激素缺乏症为什么要照蝶鞍和骨龄X线片？

生长激素缺乏症是因生长激素缺乏引起的，生长激素是在腺垂体分泌的。垂体位于蝶鞍内，蝶鞍是颅底骨中央的一个骨质的小窝。照蝶鞍像可以了解垂体的大小，在这部位有没有长肿瘤而破坏了垂体，有没有先天的原因而影响了垂体的发育（空泡蝶鞍）等。有的生长激素缺乏症小儿的蝶鞍虽然没有病变但体积缩小，有的医生利用计算蝶鞍的容积，作为诊断此病的参考。如果长肿瘤可以发现蝶鞍扩大，蝶鞍床突变形或被肿瘤侵蚀出现破坏的痕迹。颅咽管瘤的患者可在蝶鞍上或鞍内有钙化灶。蝶鞍像一般照X线平片即可看清，如果发现有怀疑不能确定病变情况时，可做蝶鞍部位磁共振成像（MRI）检查确定病变部位。

生长激素缺乏症儿童骨龄普遍落后于实际年龄。患者年龄越大，落后越明显。据我们研究生长激素缺乏症患儿骨龄要比同龄儿平均落后4年，有一个24岁生长激素缺乏症患者，骨龄仅14岁。骨龄落后可作为诊断生长激素缺乏症的依据之一。但不是不可缺少的依据。因为生长激素缺乏症儿童如果性腺已开始发育，骨龄会追赶上去，和正常同龄人差别减少。一般来说生长激素缺乏症儿童骨龄比非生长激素缺乏矮小儿童骨龄落后更加明显。除骨龄落后外，X线片显示长骨骨管比较细并钙化不良，化骨中心出现延迟。颅骨前囟门关闭可延迟到2岁以后（正常小儿1岁半以前囟门关闭），可出现颅骨间骨缝间骨等。

83. 怀疑生长激素缺乏症的女童是否应查血染色体？

女童身材矮小时应考虑为女性X染色体的缺少或部分缺失的可能，称为原发性卵巢发育不全综合征。临床上核型表现有45XO；45XO/46XX嵌合型；46XXp⁻（X短臂缺失）等多种。患这种病的女童，生长缓慢，身材矮小，特别到青春前期比同龄儿差距更大。外观可以没有明显异常，也可有特殊的临床表现，如颈蹼、肘外翻、发际低、乳头距离宽等。第二性征不发育和原发性无月经，腹部B超检查卵巢不发育，子宫很小。大多数患儿智力正常，少数有智力低下和内脏畸形，如心脏、肾的畸形。先天性卵巢发育不全综合征的患儿，生长激素刺激试验大多是正常的，有少数低于正常。近年来研究，经过24小时生长激素连续测查发现，生长激素水平低于正常儿童，生长介素也低于正常。

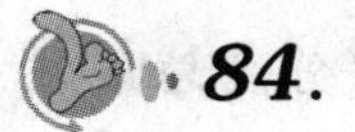

84. 如何诊断生长激素缺乏症？

诊断生长激素缺乏症一般要有以下四个条件。

（1）身高低于同龄同性别儿童身高第3百分位或低于平均值减两个标准差。

（2）生长速度慢，每年增长小于或等于4厘米。在生长高峰期，生长速度低于正常的70%。青春期正常人每年长8~12厘米，如生长低于5~6厘米，就是异常了。

（3）生长激素刺激试验两种或两种以上，生长激素的峰值均低于5纳克/毫升为完全性生长激素缺乏。这种试验对诊断是不可缺少的。

（4）骨龄比实际年龄落后2年或2年以上。

此外，在测定生长激素同时测甲状腺功能，如甲状腺素（T_4）低于正常，促甲状腺激素（TSH）正常或低下，诊断为多种垂体功能减退。如T_4正常，诊断为单纯生长激素缺乏。要进一步诊断生长激素缺乏是垂体还是下丘脑病变引起的，可以做促生长激素释放激素（GHRH）试验。注射GHRH后生长激素增高了，说明病变在下丘脑，如不增高，则病变在垂体。如果血清T_4低，TSH也低，可注射促甲状腺激素释放激素（TRH），注射后TSH增长，则病变在下丘脑，如TSH不增高，则病变在垂体。

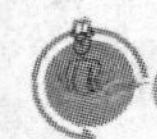

85. 什么是生长激素分泌功能障碍?

有一些患者身高在同龄同性别儿童第3百分位以下或低于均值减两个标准差，生长速度每年低于或等于4厘米，骨龄落后两年或两年以上，生长介素低于同龄儿童，用生长激素治疗后生长增快，效果好。以上这些符合生长激素缺乏症的标准。经研究还发现这种患者24小时生长激素自然分泌型峰值低，分泌峰减少，所以分泌总量减少。24小时生长激素自然分泌型是用一种方法测得的，首先保留一个小的取血管在血管内，每20~30分钟取血一次测生长激素，将测得的数字画成曲线，得出生长激素分泌图形，叫分泌型。从这分泌型可以看出这类患者和生长激素缺乏症的分泌型是一样的。所以这些矮小称为生长激素分泌功能障碍。最早发现是因白血病或头面部肿瘤患者在头颅部位大剂量放射治疗后引起生长速度减慢，可能因放射治疗损伤了下丘脑-垂体的功能引起，后用猴子做试验证实了这种生长激素缺乏类型。但近年来，又发现正常儿童如果连续测24小时生长激素，每天晚上可以有不同的分泌型，有的晚上分泌型和生长激素缺乏症的分泌型相似，所以应用24小时生长激素分泌型的办法对诊断生长激素缺乏症没有什么优越性。

由此看来，如果儿童身材矮小，各方面均符合生长激素缺乏症的标准，但生长激素刺激试验测定的生长激素是正常的，这种矮小儿童可以试用生长激素。如果效果好，可以考虑是生长激素分泌功能障碍的诊断，不必做24小时生长激素分泌型的检查。因为这是一项既昂贵又复杂的检查方法，在我国很难推广。

现在将生长激素分泌功能障碍归入特发性矮小。

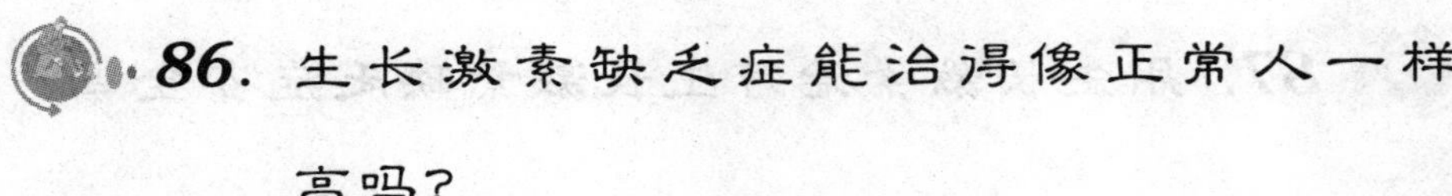

86. 生长激素缺乏症能治得像正常人一样高吗？

未经治疗的生长激素缺乏症患者成年平均身高为137厘米。用生长激素治疗，如果开始治疗的时间早，持续时间长，生长激素用量足，基本上能达到成年人应有的身高。1994年资料表明，95例生长激素缺乏症患者，男55人，女40人。用生长激素治疗时间8年，男孩最终身高164.8～173.1厘米，女孩最终身高153.3～159.1厘米。治疗开始时身高比较高者，生长激素治疗每天注射者，治疗持续时间长者和父母身材比较高者，均对最后身高产生有利的影响。

过去治疗过的生长激素缺乏症患者中，约有50%达到成年人的应有的高度。效果不理想的原因有哪些呢？

（1）诊断和治疗过晚　如果3～4岁开始治疗肯定要比14～15岁才开始治疗的效果要好得多。而且可治疗时间更长。

（2）生长激素药物来源不足或因价格昂贵　过去是从尸体的垂体提取生长激素，每1000个垂体才能治疗一个患者，所以在技术先进的国家也只有20%患者有机会治疗。目前已可用基因工程重组人生长激素制剂，供应已不成问题，但价格昂贵，因经济原因受到限制，目前在我国能长期持续治疗的患者很少。

（3）约1%治疗患者产生生长激素抗体，使生长速度减慢。

（4）有些患者在生长激素治疗过程中引起甲状腺功能减退，未及时加用甲状腺激素纠正甲状腺功能减退而影响疗效。

（5）青春期提前，骨骺闭合早。

（6）少数患者原因不明。

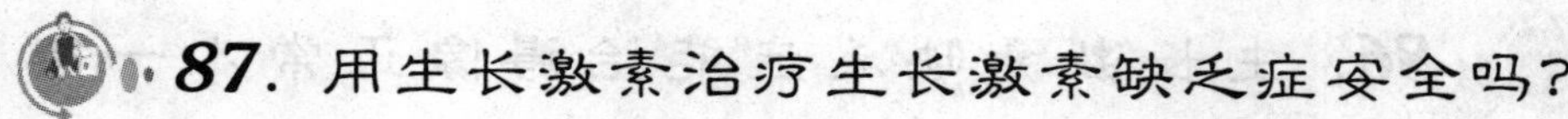

87. 用生长激素治疗生长激素缺乏症安全吗?

生长激素缺乏症是因为生长激素缺乏造成的，用生长激素（GH）治疗有特效，但必须用人生长激素才有效，用动物生长激素没有效果。过去生长激素制备是依靠人尸体的垂体提炼出生长激素。1985年，发现接受人垂体提取出的生长激素治疗的患者中有4例患Creutzfeldt-Jakob病，此病特点为亚急性痴呆伴肌肉阵发性痉挛和感觉运动异常，是一种致命的不治之症，一般发生在接受生长激素治疗10~15年的患者中。病原为一种Prions，提炼生长激素时无法去除，所以在1985年，这种制品就停止生产了。

由于高科技发展，用基因重组技术可以制造出和人生长激素结构完全相同的产品，经过一代一代的改进，现在生产出的人生长激素纯度很高，质量好，不会带来任何有害的病原。

关于GH治疗的安全性问题，偶见头痛、浮肿和肢体疼痛等。一般不用停药，自然缓解。GH可刺激肝脏分泌IGF-1，使之增高，可以促使已经存在的肿瘤生长，但不会增加白血病或新肿瘤的生长。1000名患颅内肿瘤的儿童的GH治疗结果显示，GH治疗组和对照组肿瘤再发生率没有显著性差别。不增加白血病发病率也不增加白血病患儿发生第二实体瘤的风险。多种原因引起矮小的儿童共3625例，GH治疗1年后，身高增长速度较前加快，但骨龄仅增加1年，因此，GH治疗不会影响生长的潜能。肥胖儿或有糖尿病家族史者要慎用。如用时应进行糖和胰岛素代谢监测。生长激素缺乏症患儿有高热、烧伤或手术时停用。

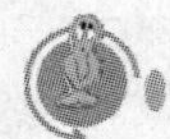

88. 人生长激素如何应用?

生长激素必须注射给药。研究结果认为每天皮下注射一次的方

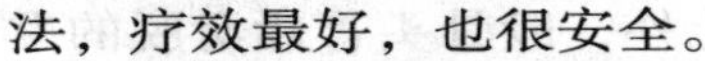

法，疗效最好，也很安全。

生长激素的剂量，也是通过很多研究确定的。剂量为每千克每天0.1单位（0.1单位=0.033毫克）。如20千克的患儿，每天应注射2单位。青春期生长激素治疗剂量，可增加到每千克每天0.3单位，可提高生长速度。

生长激素为白色粉状物，用专用液体溶解。因生长激素分子是一个191个氨基酸链的结构，溶解药物时，溶液要从药瓶壁轻轻流入，然后用双手轻轻缓慢地捻动药瓶，使药物溶解。不能将溶液用很大压力注入含药小药瓶，不要用力振荡，以免破坏生长激素的结构。

现在有水剂生长激素，每小瓶30单位，有专用的注射器，使用方便。

药物应保存在2~8℃冰箱内，如果外出可以准备携带一个小冰壶。可用普通注射器，也可用笔式注射器，家长或儿童都可以学会注射方法，可由家人或儿童自己注射用药。生长激素注射时间，一般在傍晚，但注射时间不论早晨、白天或晚上和疗效无关，所以均可以。皮下注射部位，可在前臂三角肌下方，双大腿前侧。轮流有规律地变换注射部位，可避免局部发生肿痛等问题。

89. 用生长激素治疗有不良反应吗？

应用基因工程重组人生长激素20余年来，没有发现重要的有定论的不良反应，但是也发现一些如周围性水肿、关节痛、肌肉痛、背痛、头痛、高血压、鼻炎和流感样综合征等不良反应。不良反应的出现和生长激素的剂量有关，随着剂量降低，其不良反应也随之减少甚至消失。成年人应用生长激素时不良反应较多见，儿童应用生长激素时极少见。我们曾见到个别有周围性水肿患者，坚持治疗，水肿自然消失。用生长激素治疗的儿童中，还有少数发生良性颅内压增高现象。为了避免不良反应，开始用量不宜过大，特别是年龄较大的患者，应从偏小的有效剂量开始较为妥当。此外，股骨头骨骺滑脱的发生率远高于正常人群；色素痣增加2倍，但未发现恶变现象；还有脊柱侧弯等。生长激素可刺激肝脏分泌IGF-1，使之增高，可以促使已经存在的肿瘤生长，但不会促使白血病或新肿瘤的生长。

肥胖儿或有糖尿病家族史要慎用，如用时应进行糖和胰岛素代谢监测。生长激素缺乏症患儿有高热、烧伤或手术时停用。

90. 生长激素治疗过程中为什么要查T_4？

生长激素缺乏症患儿在接受生长激素治疗过程中，偶然会发生甲状腺功能减退，停用生长激素后可以恢复。原因是甲状腺素（T_4）向三碘甲腺原氨酸（T_3）转变增加和促甲状腺激素降低。

产生这种情况对治疗效果有影响吗？如果不及时发现并及时加用甲状腺素治疗，使T_4恢复正常，可能影响生长激素促生长的效果。因此生长激素缺乏症患儿在用生长激素治疗1～3个月后，应复查T_4和TSH。如发现T_4低于正常，加用甲状腺素每日一次口服，并定期复查T_4。在治疗期间长期服用甲状腺素。

91. 还有别的药可以治疗生长激素缺乏症吗？

生长激素缺乏症的原因如果是在下丘脑，而不是在垂体部位，就是说下丘脑产生和分泌的促生长激素释放激素（GHRH）不足引起的矮小，用GHRH治疗有效。GHRH现在也能人工合成。治疗时需要每天多次皮下注射。北京协和医院内分泌科用GHRH治疗15例生长激素缺乏症患儿，每晚皮下注射GHRH1－44 24微克/千克，持续半年，14例患儿的生长速度由每年3.1厘米±0.3厘米增至8.4厘米±0.5厘米。目前多认为GHRH治疗应用于GH分泌障碍较轻的患儿，严重的生长激素缺乏症儿童仍应用生长激素治疗。

拉伦侏儒症等是由于生长介素产生障碍引起，这种患者血中生长激素并不少，但肝脏没有生长激素受体，不能产生生长介素。所以用生长激素治疗无效，而用生长介素治疗有效。生长介素又称胰岛素样生长因子-1（IGF-1），现在也可用基因工程方法合成，应用于患者的治疗。

92. 多功能缺乏的生长激素缺乏症还需要用什么药？

垂体分泌四种激素，有4种功能。即生长激素、促甲状腺激素（TSH）、促性腺激素（LH，FSH）和促肾上腺皮质激素（ACTH）。如果这四种激素都不足，如何治疗呢？如发现血T_4低、TSH也低，应先用甲状腺素口服，使T_4升到正常水平，然后开始用生长激素，在用生长激素同时一定要同时服甲状腺素。有促性腺功能不足时，如患儿年龄尚小，可以不治，到青春期时加用促性腺激素，但性激素的替代治疗应用小剂量，按照生长情况、骨龄增长和患者主观反应来调节剂量。如有ACTH不足，必须经实验室确诊，同时有疲乏、无力或低血糖时才能应用药物，皮质激素药量应偏小，因为生长激素和皮质激素有拮抗作用，不利于小儿生长。而且糖皮质激素的治疗应先不用甲状腺素，因为甲状腺素可加剧糖皮质激素缺乏的症状。总之，这类患者的治疗比较复杂，应由有经验的专科医生指导用药。

93. 生长激素缺乏症患儿用生长激素治疗，身高增长快吗？

生长激素缺乏症患儿用生长激素治疗是对症下药，效果特别明显。用药后患儿普遍反映食量增加，精力旺盛，比以前有劲了。第一年治疗身高增长非常快，称为追赶性生长现象。平均第一年长13厘米。孩子越小，效果越好。有两个4岁和6岁就开始治疗的孩子，第一年分别长了18厘米和17厘米。第2年后生长速度逐渐减慢。如果希望长快些，可适当增加用量。用药开始头几个月，身高长了，但常常不增加体重，孩子好像变瘦了，这是正常现象，因为生长激素可使脂肪分解。缺乏生长激素的患儿身体躯干部分显得比较胖，用生长激素后身体脂肪减少，这是好现象。

生长激素用到什么时候停呢？一般用到青春期，每年身高增长小于2厘米时可以停用了。

现在研究发现生长激素不仅使身高增长。生长激素对成年人也是不可缺少的，生长激素充足时人的精力充沛，身体脂肪适中，不会过胖，肌肉有力，骨密度增加。所以生长激素缺乏症患者如有条件，身高正常后，仍然可以继续应用适量的生长激素，维持健康的体魄。

94. 生长激素缺乏症患儿在生长激素治疗期间如何保健？

生长激素缺乏症患儿用生长激素治疗的第一年，生长明显加快，需要增加营养，孩子的食欲明显好转。精力好、睡眠改善。为了在治疗期间充分发挥追赶性生长的潜力，注意做好保健工作，要使患儿生活规律、精神愉快、预防疾病、适当运动。在补充营养方面建议如下：

（1）均衡合理的膳食　每天进食蛋白质每千克体重1.5~2克，可从牛奶、蛋类、肉类和豆类获得。因为身体生长加快，每天要增加20%~30%生长所需要的热量。热量中50%或稍多从碳水化合物即从米面和杂食中获得，热量中35%或稍少用脂肪补充。

（2）补充各种维生素和多种微量元素　其中锌对生长有重要作用。研究结果发现，在生长激素治疗期间同时补充锌，可增加生长速度。锌在荤菜中含量比较多。

（3）补充维生素 D 和钙剂　我们观察 10 例生长激素缺乏症患儿，用生长激素治疗期间，平均血钙值下降，平均碱性磷酸酶值由 126 单位/升增加至 221.7 单位/升，说明骨生长旺盛，对维生素 D 和钙的需求量增加。因此建议每 2 天服用维生素 D 400~600 单位和钙元素 600 毫克。牛奶是天然补钙剂，100 毫升牛奶含钙 125 毫克，每天可食 2 杯牛奶，同时适当补充钙剂。

八 甲状腺功能减退症

95. 甲状腺功能减退症是怎么一回事？

甲状腺功能减退症（以下简称“甲减”）又称“呆小症”，是由于甲状腺激素产生不足引起的。甲状腺激素是由甲状腺产生的。甲状腺位于人颈部前面中央，像蝴蝶形状的组织，大多数正常人的甲状腺不突出于颈部皮肤，所以从外表看不见。甲状腺在垂体促甲状腺激素（TSH）的作用下制造和释放甲状腺激素到全身的血液。甲状腺激素包括四个碘的甲状腺素（T_4）和三个碘的三碘甲腺原氨酸（T_3）。这些含量很少的物质调节人体的正常生理活动，对小儿体格生长、智力发育起着极其重要的作用。一旦因某种原因，甲状腺不能产生甲状腺激素或产生不足，血液中的甲状腺激素含量低于正常，身体的正常生长发育和生理功能就会发生严重异常，引起一系列临床症状，这就叫做甲状腺功能减退症。

96. 甲状腺功能减退症有不同类型吗？

甲状腺激素在甲状腺内合成产生。甲状腺激素的生产过程就像一条流水线，有很多生产的环节或程序。甲状腺激素合成需要的原料主要是酪氨酸和碘，前者是由身体自己制造，后者必须由体外供应。每个生产程序需要某种特殊的酶。因此以上任何一个环节出现故障，或原料不足，或缺少某种必需的酶等，都会使甲状腺激素合成障碍。甲状腺功能减退症（以下简称甲减）产生的原因不同，类型也不同，甲减可有以下几种类型：

（1）先天性甲状腺功能减退症　我国广大地区分散发生的甲状腺功能减退症，是由于先天性原因引起，如甲状腺不发育、发育不全或异位，致使甲状腺激素产生不足。这种类型在甲状腺功能减退症中占绝大多数。

（2）先天性甲状腺激素合成障碍　由于先天性缺乏甲状腺激素合成过程中的某种酶，致使甲状腺激素合成受到障碍。因酶有多种，缺乏任何一种都会致病。

（3）继发性甲状腺功能减退症　继发性指其他原因引起的，常见的有甲状腺发生炎症（慢性淋巴细胞性甲状腺炎）和肿瘤等使甲状腺正常组织受到破坏而引起甲减。亦发生在甲状腺功能亢进的患者，因用药过量、放射治疗过量或手术切除过多等导致甲状腺组织受到损伤，也会引起甲减。

（4）地方性克汀病　这种病发生在某些缺乏碘的地区，为一种严重的地方病，是由于缺碘引起的。

（5）下丘脑-垂体性甲状腺功能减退症　下丘脑和垂体分别是控制甲状腺功能的一级、二级“领导”。垂体分泌促甲状腺激素（TSH）促进甲状腺分泌甲状腺激素；垂体的分泌功能又受下丘脑分泌的促甲状腺释放激素（TRH）的控制。当这些器官患病发生TSH和TRH不足时，也可引起甲状腺功能减退症。

97. 甲状腺功能减退症常见吗?

这种病并不少见。因疾病的类型不同，它们的发生率也有不同。

（1）原发性甲减　发生率是根据新生儿筛查结果得到的，我国尚未开展普遍的筛查，据上海的报告显示，其发生率为1/7000。北京市儿童医院在过去30年中发现365例患者，占内分泌患者的3%。日本报告显示为1/5500，欧美各国为1/4000~1/3800。

（2）地方性克汀病　发生率各地区不同，过去和现在也不同。如沿海地区和大城市几乎没有，离海远的省和边缘山区发生率比较高，如青海和贵州1974年发生率为33.9%，经3年食盐加碘后，发生率降低到9.7%。在严重缺碘地区新生儿可有50%甲状腺肿大，甲状腺功能减退症发生率为3%~5%到10%~15%。

（3）甲状腺激素合成障碍　发生率为1/5万~1/3万。

（4）下丘脑-垂体性甲状腺功能减退症　发生率为1/10万~1/5万。

98. 先天性甲状腺功能减退症新生儿筛查是怎么一回事？

先天性甲减如果发现和治疗晚了，可引起不可逆的智力低下。但是这种患儿的绝大多数在出生时没有任何异常表现，即使有些表现也不是甲减所特有的，不容易与新生儿其他常见的疾病区分，因此难免延误诊断。如果能在新生儿期得到诊断并开始治疗，患儿在体格和智力上完全可以成为正常人。因此在一些技术先进的国家，20世纪70年代初，就开始了新生儿筛查。我国上海在80年代也开始了新生儿筛查，继而在天津和北京也开始了此项工作，今后将在全国推广实施。

新生儿筛查是怎么进行的呢？方法很简单，于新生儿出生后数天内，由医护人员给小儿足根上用针刺一下，挤出一滴血，吸在特别的吸水纸上，送到筛查中心实验室做甲状腺功能检查。如果发现有问题，通知家长带孩子做第二次检查。第二次取静脉血查T_4和TSH。如果T_4低于正常或TSH高于正常，就可以确诊先天性甲减。一旦确诊应立刻开始治疗。

家长应如何配合呢？首先，家长应争取筛查的机会，如果发现有问题通知复查时，应主动地去筛查中心复查。复查后，确诊为甲减时，要配合医生给孩子按时服药。服药期间要定期复查 T_4 和 TSH，然后根据化验结果调整药物的剂量，力争在服药后 2~3 周内，使 T_4 和 TSH 正常。因为出生后头两年有效治疗，对预防智力低下非常重要。所以家长必须重视这项筛查，如果发现甲减，积极配合治疗，以确保你的孩子健康和聪明。

99. 新生儿甲状腺功能减退症有何异常表现?

为了达到早期发现和早期治疗，新生儿的甲减筛查是关键。但我国地广人多，在全国范围内普及筛查，还需要时间。那么新生儿甲减除了筛查方法外，还有其他方法做到早期发现吗？患有甲减的新生儿有什么异常表现呢？通过筛查，总结出患甲减的新生儿，可有以下 10 项临床表现：

（1）过期产　孕期 42 周以后出生，约占 20%，并在孕期胎动少。

（2）前后囟门大　前囟门可到 4 厘米×4 厘米，后囟门大于 0.5 厘米×0.5 厘米。正常新生儿 95%出生时后囟门已关闭。出生时体重比较重，而身长和头围正常。

（3）胎便排出迟缓和便秘　正常新生儿在出生 10~12 个小时内开始排出胎便，而甲减新生儿开始排胎便晚，经常便秘，大便 2~4 天一次。

（4）多睡少动　新生儿每天大多睡眠 14~17 个小时，醒来时还睁眼注视大人的脸或玩具，听到声音会转头倾听，四肢有一定活动。甲减新生儿睡眠增多，面部表情呆滞，活动很少。

（5）黄疸延长　正常新生儿在生后 2~3 天出现黄疸，一般持续一周后消失，称为生理性黄疸。甲减新生儿的黄疸可延长，时间可到 3 周以上。

（6）喂养困难　吸吮无力、喂奶困难、经常腹胀、吃得少。

（7）体温低四肢凉　体温常常在35℃以下，皮肤有紫花纹、手足发凉。

（8）脐疝　脐部突出一个肿块，压之复原，如核桃大小或更大。

（9）呼吸困难　由于舌头大且厚，呼吸道有黏液水肿，可致鼻塞和气道不通畅而呼吸困难。

（10）甲减面容　额部皱纹多似老人。鼻梁低平、眼距宽、舌头大伸出口外、面部臃肿状。

不是每个新生的甲减患儿都有上述全部表现，只要有其中几种表现，就应怀疑，并到医院检查。尤其要指出的是，有些甲减患儿在新生儿期没有异常，到婴儿期逐渐出现上述的一些症状，也应引起家长的重视。只要有可疑，应去医院检查T_4和TSH，以便及早确诊或排除这种病，万一遗漏此病，使患儿不能及时得到治疗，将造成孩子不可逆的智力损伤。

100. 甲状腺功能减退症患儿面容有什么特征吗？

甲减患儿的面容看起来又呆又傻、很少表情、面部水肿，眼睑水肿、眼裂较小、眼睛无神；两眼距离比正常儿宽；鼻梁低平、嘴唇厚、舌头因肿大显得又宽又厚，常常伸出口外；面色较苍黄，皮肤粗糙较干；头发稀疏干燥、脆弱和无光泽，前发际低。以上典型的甲减面容不是每个患儿都有。如果病情较轻或得到及时治疗，面容可与正常人一样。即使有这种面容治疗后也会恢复正常。

甲减面容要和唐氏综合征区别，后者也可有鼻梁低平、舌头伸出口外、表情呆傻，但面部无水肿、皮肤细、双眼向外上斜视。检查血染色体核型为21三体。血T_4和TSH正常。

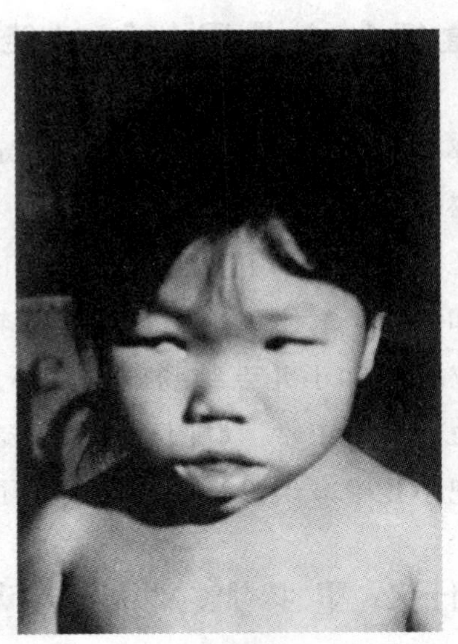

甲状腺功能减退症儿童面容

101. 为什么甲状腺功能减退症患儿怕冷？

甲减患儿经常穿较多衣服，即使夏天也不怕热，手足凉，冬天特别怕冷。这是为什么呢？因为患儿血中甲状腺激素水平低，该激素有刺激物质氧化，体内耗氧量增加，使身体产生热量。甲状腺功能减退时基础代谢率降低，耗氧减少，体内产热减少，人就怕冷。很少出汗，皮肤干燥。有时可有水肿，指压时水肿不凹陷，称黏液性水肿。同时心率较慢，血压偏低。肌肉无力，肌张力低下。

甲状腺功能亢进（甲亢）时症状与此相反，基础代谢率增高，体内产热增加，出现怕热、多汗、心率增快等症状。甲减患者如果用甲状腺素过量时，也会出现以上的甲亢症状。

102. 儿童便秘会是甲状腺功能减退症吗?

甲减患者一般都有便秘，但便秘的儿童不一定是甲减。小儿有便秘时，及时检查便秘的原因，除外甲减可能。

为什么甲减患儿会便秘呢？甲状腺功能减退时，食欲不好，肠蠕动减慢，引起腹胀和便秘，大便2~4天1次，比较干燥。

甲减小儿有便秘时应和小儿巨结肠区别。小儿巨结肠发病较早，生后有腹胀、便秘史，智力正常。肛门检查直肠空虚感，血 T_4 和TSH正常。曾经发生过把小儿甲减误诊为巨结肠而做了手术。

103. 为什么甲状腺功能减退症患儿智力落后？治疗后会恢复吗?

甲减患儿智力发育迟缓，运动方面如坐、爬和走较迟，认知和语言能力也差，以后智力低下，学习困难。如果甲减发病早，治疗晚，如在2岁以后治疗，智力损伤不能完全恢复，体格生长发育还能赶上正常水平。

为什么甲减患儿治疗不及时，智力障碍不可逆呢？因为在妊娠后期至生后2~3年内，甲状腺激素对中枢神经系统的发育有决定性意义。胎鼠切除甲状腺后，测定鼠脑的主要成分如脱氧核糖核酸、核糖核酸和蛋白质的重量降低，并发现小脑和大脑细胞生长速度减慢，神经细胞不能长大，轴突分支减少，细胞内磷脂化速度减慢。通过胎儿尸体检查发现，患甲减的胎儿的大脑和小脑皮层发育不良、水肿和磷脂化不完全。中枢神经系统发育依赖甲状腺激素。这种依赖期持续至出生后2~3年，尤其生后半年更为重要。甲减发生越早，脑损伤越重。在生后2~3年中延误治疗，可产生不可逆的智力障碍。如发生较晚，经治疗后智力缺损尚有可能改善。

后天缺乏甲状腺激素后，虽然神经系统发育正常，智力正常，但记忆力减退，思维能力和反应性均迟钝。治疗后这些症状消失，完全恢复正常。

104. 甲状腺功能减退症患儿会有身材矮小和长得慢吗？

甲减小儿身材矮小，长得非常慢。他们出生时身长和体重正常，出生后长得很慢。由于长得慢，不需要很多营养，所以小儿吃得很少。腹部胀大，大便秘结，常误诊为喂养不当、营养不良等。如果不治疗，体格生长发育和正常孩子比较，更显得矮小，差距越来越大。身高差别可达4~6年，即12岁儿童相当于5~6岁正常儿童的身高。甲减矮小还有一个特点，四肢相对较短，躯干相对较长。手指和足趾粗短像铲形。

为什么甲减患儿生长缓慢和矮小呢？因为甲状腺激素对人体生长是不可缺少的。生理剂量的甲状腺激素使蛋白质和核酸合成增加，氮排出减少。甲状腺激素通过刺激体内蛋白质的合成作用促进体格生长，对组织的分化、发育和成熟的作用更为重要。当甲状腺激素不足时，小儿青春期延迟，也就是性征发育出现晚。

甲状腺激素与生长激素在促进生长发育方面，具有协同作用。如果缺乏甲状腺激素，生长激素的促生长作用就会减弱。所以生长激素缺乏症在用生长激素治疗时，要定时检查甲状腺功能，如降低时应及时服甲状腺素。

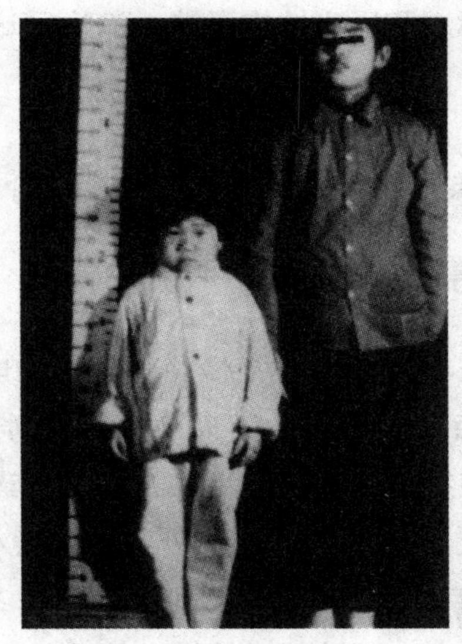

甲状腺功能减退症和同龄儿童比较

105. 为什么甲状腺功能减退症患儿面色发黄、皮肤水肿呢?

甲减患儿面色蜡黄，难怪常常被误诊为营养不良性贫血。为什么甲减患儿面色黄呢？因为甲状腺激素有刺激代谢的作用。它能促进胡萝卜素转变成维生素 A，并使维生素 A 生成视黄醛。甲减时，甲状腺激素缺乏，胡萝卜素不能转变成维生素 A，使血中胡萝卜素增加，形成胡萝卜素血症，皮肤产生黄色，手掌和足底发黄。同时维生素 A 不足，使皮肤粗糙，毛囊角化。此外，甲减时促红素分泌受到抑制，骨髓生成红细胞需要促红素，因促红素不足，使红细胞生成减少导致贫血。贫血也是甲减患儿面色苍黄的另一原因。

甲状腺激素具有利尿作用，甲减时身体的细胞间液增多，并聚积大量清蛋白与黏蛋白，产生黏液水肿。患儿颜面水肿，四肢肿胀。为一种黏液性水肿，手指压一下不出现凹陷。

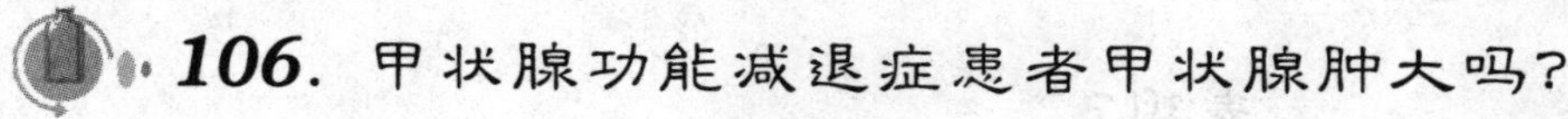

106. 甲状腺功能减退症患者甲状腺肿大吗?

先天性甲状腺激素功能减退症中约90%是因先天性甲状腺不发育或发育不全引起，这些患者没有甲状腺或只残存一部分，因此，不可能有甲状腺肿大。

甲状腺异位，是先天甲减原因之一。甲状腺在胚胎期发育过程中逐渐下降移至正常位置。如果在发育过程中移行发生停滞，不能移行到正常位置时，则出现甲状腺异位，常见在舌头下面和舌头根部等。异位影响甲状腺的正常发育，不能分泌足量甲状腺激素而导致甲减。有的异位甲状腺被误诊为肿瘤而切除了，造成更严重的甲减。所以，在口腔至胸骨之间中线部位肿物切除应慎重。

先天性甲状腺激素合成障碍的患者，可有甲状腺肿大，称为甲状腺肿大性甲减。为什么这种病的甲状腺会肿大呢？因为这种病的原因是甲状腺激素合成过程中缺乏一种酶，不能合成正常的甲状腺激素，导致甲状腺激素水平降低。因甲状腺和垂体间有调节机制，垂体分泌更多的促甲状腺激素（TSH），促进甲状腺分泌更多的甲状腺激素，甲状腺为了完成任务，就要扩大“厂房”但仍不能生产出合格的甲状腺激素，甲状腺激素仍然很低；反过来，又促进垂体分泌更多的TSH，促进甲状腺激素的分泌，因此造成恶性循环，使甲状腺肿大越来越明显。常见的有下面5种缺陷：①甲状腺摄取后转运碘障碍；②过氧化酶缺乏导致酪氨酸碘化缺陷；③碘化酪氨酸偶联酶缺陷；④脱碘酶缺陷；⑤产生异常的含碘蛋白质。缺碘地区由于碘不足引起的甲减患儿中，部分可有甲状腺肿大的表现。

此外，继发性慢性淋巴细胞性甲状腺炎的甲减，也常同时合并甲状腺肿大。

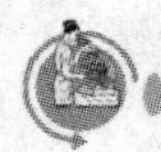

107. 先天甲状腺功能减退症还有什么特殊表现？

先天甲减还可有以下特殊表现，但不常见。

（1）耳聋 先天性耳聋。出生时即耳聋，同时伴有甲状腺肿大。

（2）肌肉肥大 可有腓肠肌、前臂肌、背下面方肌群假性肥大，多见于病程长，未经治疗的患者。甲状腺素治疗10天左右，可开始变软缩小。

（3）性早熟 有的女童患者，8岁前出现乳房增大、分泌乳汁和月经来潮等。病因可能在垂体或下丘脑。

（4）高血钙及骨质硬化 可在胚胎期出现骨硬化，严重者有大理石样骨的X线表现，发病机制尚不清楚。

（5）下丘脑-垂体甲减 还可伴有其他激素缺乏症状合并生长激素缺乏，表现特别矮小，但甲减症状不明显；合并促性腺激素缺乏，表现性征不发育；由于颅内肿瘤引起者，可有头痛、呕吐、视力障碍等肿瘤引起的症状。

108. 地方性克汀病的表现有什么特点？

地方性克汀病多出现在地方性甲状腺肿大流行区，和地方性缺碘有关。该病病因是胚胎期和出生后早期碘缺乏与甲状腺激素功能低下所造成的大脑发育分化障碍的结果。

地方性克汀病和先天性甲减表现不完全相同，有以下三种临床类型：

（1）神经型 身高低于正常，甲状腺肿大占15.3%，多数为轻度肿大，智力低下中度和重度占80.6%，表情淡漠、聋哑、有精神缺陷、痉挛性瘫痪，眼睛多有斜视，可有神经肌肉运动障碍，走路不稳、步态蹒跚、膝关节屈曲。神经检查可不正常。这些患者没有明显的甲减症状，用甲状腺素治疗无效。

（2）黏液性水肿　有严重甲减表现，可有典型甲减面容，如鼻梁低平、舌头大伸出口外、颜面水肿、表情呆傻。便秘和全身黏液性水肿较突出。智力减低较轻，有的能说话。矮小明显、生长迟缓。甲状腺肿大占28%。性发育明显较晚和缓慢。某些患者呈家族性发病，即一家有多人发病。甲状腺素治疗有一定效果。

（3）混合型　多数患者是神经型和黏液性水肿表现同时存在。

早期诊断手段有以下四项：

（1）患者必来自缺碘甲状腺肿大流行地区。

（2）临床有精神神经障碍，表情呆板、语言发育迟缓、听力障碍，甚至有颅神经异常。

（3）甲状腺功能检查，表现为T_4低，TSH增高。

（4）骨龄落后，头颅骨、骨盆、股骨头骨骺可见点彩样改变。

109. 儿童期不长个是不是患了甲状腺功能减退症？

有的家长发现他们的孩子近1~2年没有长个，或只长1~2厘米。经检查发现是先天性甲减。为什么他们生后头几年不发病，到儿童期才发病呢？这是因为这些患者甲状腺组织发育不全不太严重，他们的甲状腺尚能产生一定量的甲状腺激素，在年幼时还能满足身体的需要，随着年龄增大，对甲状腺激素的需求量也增加，产生的甲状腺激素不够用的表现，因此出现甲减症状。症状中，最引起注意的是生长缓慢，初期智力影响比较小，如果孩子学习很努力，学习成绩仍然保持优秀。其他甲减的表现如面容和外表均不明显，面容无特殊，外表无异常。主要通过血的检查，如T_4下降，TSH升高即可确诊。一旦确诊应用甲状腺素治疗，生长速度立即增快，效果很好。

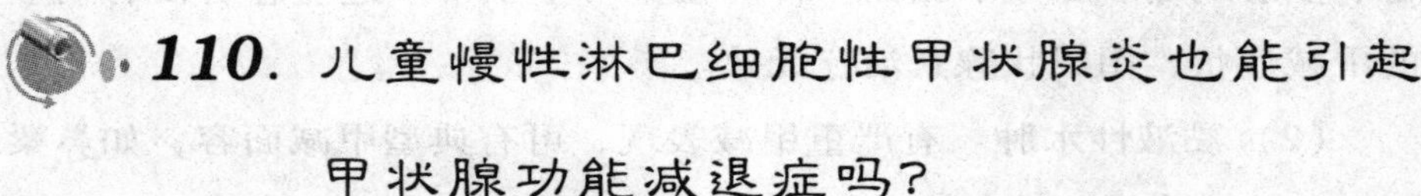

110. 儿童慢性淋巴细胞性甲状腺炎也能引起甲状腺功能减退症吗？

慢性淋巴细胞性甲状腺炎是儿童和青少年甲减的最常见的原因。该病是一种自身免疫性疾病。表现甲状腺肿大，质地较软，表面不平呈分叶状或囊性感。这些患者除甲状腺肿大外，一般没有其他症状。检查抗甲状腺抗体为阳性。抗甲状腺抗体有两种：抗甲状腺球蛋白抗体和抗微粒体抗体。两种抗体同时测定，阳性率可高达95%。

慢性淋巴细胞性甲状腺炎患者有60%发展为甲减，为什么会发展为甲减呢？因为该病早期有淋巴细胞增生，淋巴滤泡形成，然后出现淋巴细胞和浆细胞在滤泡间浸润，最后滤泡出现萎缩和纤维化。甲状腺组织逐渐萎缩和纤维化，影响甲状腺激素的产生以致甲减。

患这种病的患儿要同时检查甲状腺功能，并定期复查。少数可出现一时性甲亢，出现血甲状腺激素水平高于正常，怕热、出汗和心率增快等甲亢症状，最后引起甲减。有时甲状腺功能暂时正常，随着病变进展，逐渐出现甲减症状。

此外，儿童和青少年发现甲减时，应同时查抗甲状腺抗体，因为慢性淋巴细胞性甲状腺炎患儿的甲状腺可以不肿大。

慢性淋巴细胞性甲状腺炎本身不需要治疗，除非甲状腺肿大严重者，可服甲状腺素治疗。但出现甲减时，应及时诊断和治疗，以免影响患儿身高增长和学习成绩。

111. 甲亢孕母用抗甲状腺药物能引起新生儿甲状腺功能减退症吗？

甲状腺发育从胚胎期开始，在胚胎发育16~17天即出现甲状腺原基，在胎儿第10周甲状腺已有摄取碘的功能，第12周开始产生甲状腺激素，并释放甲状腺激素至血循环。此阶段甲状腺激素的合成，有赖于垂体分泌的促甲状腺激素，下丘脑-垂体-甲状腺轴在胎儿10~15周间建立。

孕母服抗甲状腺药物，对胎儿有什么影响呢？抗甲状腺药有卡比马唑（甲亢平）、甲巯咪唑（他巴唑）、甲基硫氧嘧啶和丙基硫氧嘧啶。这些药物均能通过胎盘，其中丙基硫氧嘧啶相对较少，对胎儿的影响也相对较小。药物通过胎盘进入胎儿体内，抑制胎儿的甲状腺激素合成，因胎儿的代偿作用，甲状腺会增大，试图分泌更多甲状腺激素补充不足，如果仍然不能满足需要时，导致先天性甲减。这些孩子因为甲状腺肿大，胎位不正引起难产。出生后新生儿要立即检查甲状腺功能，发现甲减，立刻治疗。甲亢孕母所生的婴儿也可能甲亢或一时性甲减以后变为甲亢。虽然以上甲减和甲亢均不多见，但都需要通过甲状腺功能的检查得到确诊，给予对症治疗。

112. T_4、T_3和TSH检查有什么意义？

甲状腺产生的激素是甲状腺素和三碘甲腺原氨酸，甲状腺素含有四个碘原子，简称T_4，三碘甲腺原氨酸含有三个碘原子，简称为T_3。T_3是起作用的激素，而T_4是供给T_3的原料。甲状腺受脑垂体的促甲状腺激素调节，促甲状腺激素简称TSH。它又受下丘脑产生的促甲状腺激素释放激素的调节，促甲状腺激素释放激素简称TRH。下丘脑-垂体-甲状腺之间有相互调节的作用。

甲状腺功能减低时，T_4降低，T_3常为正常，如果T_3也下降，则表示严重的甲状腺功能减退症或持续时间长的甲状腺功能减退症。如果病变在甲状腺，T_4降低，反馈到垂体，为了代偿，垂体分泌更多的促甲状腺激素（TSH），因此TSH会升高。如果T_4降低，TSH不升高，病变可能发生在下丘脑。

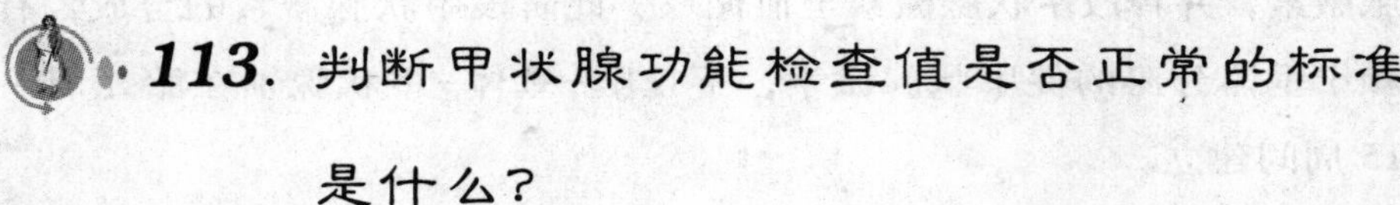

113. 判断甲状腺功能检查值是否正常的标准是什么？

一般每个实验室都有自己的标准。下面是北京协和医院实验室的正常值可做参考。

甲状腺功能检查正常值

项目	简称	含义	旧制	新制
甲状腺素	T_4	血总 T_4（包括与蛋白结合和游离）	4~11μg/dl	52~142nmol/L
三碘甲状腺原氨酸	T_3	血总 T_3（包括与蛋白结合和游离）	70~190ng/dl	1~3nmol/L
游离 T_4	FT_4	血中游离甲状腺素	0. 8~2. 0ng/dl	10. 2~25. 8pmol/L
游离 T_3	FT_3	血中游离三碘甲状腺原氨酸	1. 4~4. 4pg/ml	2. 2~6. 8pmol/L
促甲状腺激素	TSH	垂体分泌调节甲状腺的激素	0. 3~3. 0μU/ml	0. 3~3. 0mU/L

说明：FT_4和FT_3发挥生理效应的甲状腺激素，比较好反应甲状腺的功能。一般不用测定，特殊情况下测定

114. 如何确定是否患了甲状腺功能减退症？

如果一个患者有生长缓慢和智力低下等典型表现，即可高度怀疑患了甲减。但确诊要靠化验结果。

（1）原发甲减（病变在甲状腺）①血清 T_4 水平低于正常；②血清 T_3水平在轻症不低，重症可降低；③血清 TSH 升高>10μU/ml

（正常值<10μU/ml）。如果 TSH 在 10~20μU/ml，表示甲状腺储备功能降低。

以上三种化验中 TSH 最敏感。如果 T_4正常而 TSH 增高，表明甲减病情较轻，能通过垂体代偿性增加 TSH 分泌，促进甲状腺分泌 T_4，使血中暂时维持正常水平。

为了确定先天性甲减的原因，可做^{99m}Tc 扫描或^{125}I 扫描，检查甲状腺组织是否存在。可显示甲状腺有无、大小和形状。如果异位可发现它的位置。对患儿无害。过去用^{131}I，有较强的放射性，婴幼儿禁用。

（2）下丘脑-垂体引起甲减　①血清 T_4水平低于正常值；②血清 T_3水平在轻症不降低，重症可降低；③血清 TSH 正常（正常值<10μU/ml）。

（3）确定病变在下丘脑还是垂体　可做 TRH 兴奋试验，TRH 是下丘脑分泌的，控制垂体分泌 TSH 的激素。注射 TRH 后，如果 TSH 增高，说明病变在下丘脑，如果注射后不增高，则病变在垂体。

（4）其他　当 T_4降低，TSH 正常时，要除外先天性甲状腺结合球蛋白（TBG）缺乏症，因为 T_4大部分和 TBG 结合，如 TBG 不足时，T_4降低，但游离 T_4是正常的。这时可测定血 TBG 或血清游离 T_4即可确定。甲状腺结合球蛋白缺乏症是一种性连锁遗传病，发生在男性。

115. 甲减患者照骨龄和蝶鞍像有什么意义?

小儿骨骼的生长在长骨部位，主要是骨骺端的软骨逐渐骨化。骨化过程较长，自胎儿期开始，直到成年才完成。正常小儿的成骨中心，按年龄而出现，形状随年龄而变化，也随年龄而接合，所以有规律可遵循。因此通过 X 线检查成骨中心的多少以及骨骺部位的接合情形，测定骨骼的发育年龄。

甲减患者，个子矮小，骨骼发育特别缓慢。1 岁以内照膝关节 X

线片，看股骨远端和胫骨近端化骨核。1岁以上照手和腕部，6岁以上照手、腕和肘部等。甲减患者化骨核出现延迟，化骨中心呈斑点状，半月形骨塑形不良，干骺端呈波浪状。骨龄落后是甲减患者的特征之一。

照蝶鞍像有什么意义呢？甲减患者蝶鞍大且呈圆形，垂体可增大。儿童期开始生长缓慢的患者，还可以同时知道垂体部位有没有肿瘤。如果垂体有肿瘤，可使蝶鞍扩大和变形，骨质破坏或出现钙化灶。此外，检查蝶鞍时，还可观察到甲减患者的颅骨有颅间骨存在和颅缝裂开等现象。

116. 甲减患者还有什么其他化验不正常？

（1）胆固醇和甘油三酯增高　因为甲状腺激素能促进脂肪水解和胆固醇降解，所以当甲状腺激素不足时，会出现胆固醇和甘油三酯增高。

（2）血糖降低　甲状腺激素对糖的吸收、合成及利用都有影响。甲状腺激素有增强肾上腺素的作用，促进肝脏糖原的分解，使血糖升高。所以甲减时血糖降低。

（3）基础代谢率降低　因甲状腺激素有刺激物质氧化，增加耗氧和产热的作用。甲减时这些作用减少，基础代谢率降低。

117. 甲减能完全治疗好吗？

甲减是由于甲状腺激素不足引起的，一旦确诊，用甲状腺素治疗有特效。治疗后身高增长加快，开始头1~2年有追赶性生长现象，比正常生长速度更快。如果治疗前每年长2~3厘米，用药后第一年可长10厘米左右。因甲减出现的症状如怕冷、便秘和水肿等2~3周内消失，面容逐渐恢复正常，鼻梁慢慢增高，对环境反应由迟钝变为灵敏。可以说外貌和以前大不一样。如果甲减在2~3岁以后发病，诊断治疗及时，患儿的智力和生长发育完全可以赶上正常水平。但是如甲减发病早，出生后即存在，治疗早晚和智力发育的关系很大。研究证明，新生儿筛查发现的患者，生后1个月就开始治疗，6岁时智商正常；3个月内开始治疗者，智商为89；6个月内治疗者，智商为70；7个月以后治疗者，智商为54。就是说治疗开始越晚，智商越低，身高增长可达到正常水平，但是治疗太晚了，成年身高仍然比正常人矮。

118. 甲减患者怎么治疗?

甲减患者不论是哪种原因引起的，全都需要用甲状腺素制剂治疗。国内用猪或牛甲状腺提取的甲状腺干粉制成片剂，每片含60毫克。婴幼儿剂量每日每千克体重2.5~3毫克，儿童剂量每日每千克体重1.5~2毫克。每天口服一次即可。大多数患儿一开始就可用此剂量。严重的患者，由于全身黏液性水肿，开始用全量可引起急性心功能不全，有一定危险。因此，开始剂量减低至上述剂量的1/4，每5天加1/4，直到用足需要的剂量。

甲状腺片内有效成分的含量有时不稳定，与生产的厂家有关。2岁以下小儿是治疗的重要时期，不能为了制剂质量问题而延误治疗。必要时改用左旋甲状腺素钠，该制剂活性稳定，每片100微克(μg)，相当甲状腺片40毫克。左旋甲状腺素钠：新生儿剂量为每日每千克体重10~15微克，每天用37.5微克或50微克；婴幼儿剂量为每日每千克体重6~8微克，较大儿童每日每千克体重4微克。都是每天口服一次。除服药外，治疗初期应加用维生素B和维生素C等，目的是为了适应因代谢增快对维生素需求量增加。

治疗后生长加快，食量增加，需要吃足够的热量和含丰富蛋白质的食品以及各种蔬菜、水果等。特别要补充含铁、钙食品，为了骨生长加快的需要，可补充浓鱼肝油丸，每两日一丸（每丸含维生素A 10000单位，维生素D 1000单位）和元素钙，每日600~800毫克。

119. 甲减患儿治疗期间家长应观察患儿哪些变化？

甲减患儿用甲状腺素制剂治疗后，一般两周后症状开始好转。如食欲增加，便秘消除，过去大便数日一次变为一日一次。腹胀消失，皮肤由粗糙变为细嫩，由无汗变为滋润，水肿逐渐消失。小儿较治疗前活泼，反应变得灵敏，面容显得有精神，智力水平提高。脉率由慢变为正常。随后生长加快，甲减面貌逐渐改变成正常面貌。

同时家长要注意因用药过量发生甲亢的表现，如腹泻、心悸、多汗、烦躁不安和低热等。家长可在清晨睡醒后，在安静状态下数脉搏，如果脉率加快，则是用药过量的重要指标（正常小儿平均脉率：1岁为120次/分；3岁为108次/分；4岁为100次/分；6岁为92次/分；8岁为89次/分；11岁为82次/分）。发现这种情况，应尽快找医生或自己先减少药量然后找医生咨询。

120. 甲减患者治疗后病情好转能停药吗？

甲减患者通过治疗，病情好转后决不能停药。因为它与别的病不同，很多病用药后症状消失，就可以停药，而甲减患者要终生服药，这是为什么呢？因为不论什么原因引起的甲减，都是甲状腺激素产生不足。这种缺陷是要持续终生的，如先天性甲状腺组织未发育或发育不全，小儿在生长过程中不会再长出甲状腺了。用甲状腺素制剂治疗甲减，为一种替代疗法，即体内缺乏甲状腺激素，用体外甲状腺素补足。治疗收效后要继续用药，不但不能中途任意停药，而且随着小儿生长发育，体重增加而要求增加剂量，所以应在医生指导下，逐渐增加用药量。

服药期间小儿有其他疾病时，是否能停药呢？不能。在任何情况下都不应停药，患其他疾病时，该用什么药就用什么药，与治疗甲减药不会有矛盾。

如果中途停药会有什么后果呢？原来的甲减症状又会全部重现，而且因延误治疗的时机，造成后果是不可逆的，尤其2岁以下患儿，停止治疗后造成的呆傻再无法改变。过去有些家长因为无知，自己停药，发生上述严重后果，应引以为戒。医生应该向家长交代清楚，牢记甲减患者需要终生服药。

121. 甲减患者治疗期间相隔多久复查一次？

甲减患者治疗期间要定期复查甲状腺功能。复查间隔随年龄而不同。新生儿治疗后，最好每周复查 T_4 和 TSH，直到这两项指标正常后，每3个月复查。2岁以后，每6个月复查一次。这两项指标中，TSH更加敏感，如TSH升高，即使 T_4 未下降，说明用药量不足。儿童期间每年复查一次。复查时应仔细测身高，生长速度是衡量治疗效果的重要指标。一般在治疗1~2年内，身高和骨龄赶上同龄儿的正常水平。

家长定期找医生复查，对于确保获得良好效果至关重要，特别在2岁以内的小儿尤其不能忽视，因为此年龄段关系到患儿智力能否发育的关键。定期复查还能及时发现甲状腺片的问题，如果药量没有减少，而 T_4 和TSH不正常，说明疗效不好，应考虑到甲状腺片有效成分不稳定，及时改用左旋甲状腺素钠，避免小儿智力发育障碍。治疗后第一次复查血特别重要，有些来自外地的家长，常常等不及查血就回家，如果没有复查血中上述两项指标，很难确定用药量是否适当？过量还是不足？为了保证患儿得到有效的治疗，必须按要求时间（一般治疗后3周）复查 T_4 和 TSH，观察是否恢复正常。如果仍然不正常，调整药量后，再服药一段时间，再复查直至完全恢复正常，然后按上述要求定期复查。

122. 取血复查 T_4 和 TSH 前要停药吗？

有的家长认为复查 T_4 和 TSH 时，应停服甲状腺素制剂才能准确，这是一种误解。甲减用甲状腺素治疗，为一种替代疗法，替代体内甲状腺激素的不足。用药量是否适当正是依靠复查血中 T_4 和 TSH 作为依据。所以取血化验前，千万不能停药。如果停用了甲状腺素片，很可能甲状腺功能又回到治疗前水平。如果停药时间不长，使 T_4 和 TSH 稍不正常，使医生很难据此做出用药量是否合适的判断，完全失去了复查的意义，常常需要再服药一段时间，重新复查，既花人力物力，又耽误治疗。此外，检查 T_4 和 TSH，必须空腹取血，当天早晨不要进食。

123. 甲减患者治疗晚了影响智力发育有办法补救吗？

先天性甲减患者出现症状早晚和甲状腺先天发育不全的严重程度有关，甲状腺组织完全缺乏，出生后已经有甲状腺功能减退的患儿，如果治疗不是从新生儿开始，就会不同程度影响智力的发展，治疗越晚，智力低下越严重。如果2岁以后才开始治疗，智力低下则不可逆。那么有什么办法补救吗？首先，明确诊断，及早治疗，用药量合适，使甲状腺功能尽快达到正常水平。同时，加强早期教育，这是最有效的补救办法。早期教育是指有计划、有目的的、丰富环境的教育活动，促进小儿智力发育，2岁以前更为重要，6岁以前的教育均称早期教育。

早期教育的主要内容为育儿刺激和玩耍。小儿需要感受丰富多彩的外界环境，即各种颜色、多样形状、气味和声音等。小儿从不成熟的反应朝着复杂的主动的反应方向发展。早期育儿刺激包括玩具、画报、图书和家务活动等。哺乳时眼神、声音和微笑的交流，使小儿变得敏捷，提高对人们面容和声音的辨别能力。父母在日常生活中不断和小儿对话和交流。在干家务活动时对孩子讲话、唱歌或微笑来促进其对社会的适应和交流能力的发展。可以给小儿一些常用的物品，发展小儿嘴、眼和手的探索活动。通过和小儿玩耍，发展其知觉辨别能力、交流能力、精细动作和大动作控制能力以及好奇心和自信心。育儿刺激应随小儿成熟而变化。学说话时需要不断和小儿对话，创造良好学语言的环境以促进他们的语言和交流能力。

早期教育需要有一套科学计划（参考《0~3 岁儿童最佳的人生开端》，中国妇女出版社，2013 年）。在智能发育的不同领域如大运动和手的精心运动、认知能力、语言及社会交往等方面，根据正常小儿智能发育规律，分别安排许多训练的项目。循序渐进进行早期教育。通过早期教育，挖掘甲减患儿的最大潜能，减低或预防智力低下。

124. 甲减患儿成年后能生育吗？此病会遗传吗？

甲状腺激素对男女的性发育和生育功能均有影响。婴儿期的甲减，如果没有治疗，可引起性征不发育，青春期延迟，女性无周期性排卵，成年后无生育能力。

甲减患儿如能早期开始治疗，持续和合理用药，使甲状腺功能维持正常水平，青春期按时来临，性征发育良好，则有正常生育能力。那么，甲减患者生育后代，会将此病遗传给下一代吗？绝大多数患者生育后代是正常的，没有遗传性。但某些甲状腺激素合成障碍引起的甲减，有家族性。在一个家庭中可有几个成员患病。多数情况下，这是一种常染色体隐性遗传性疾病，这种类型患者有甲状腺肿大的表现。

（鲍秀兰）

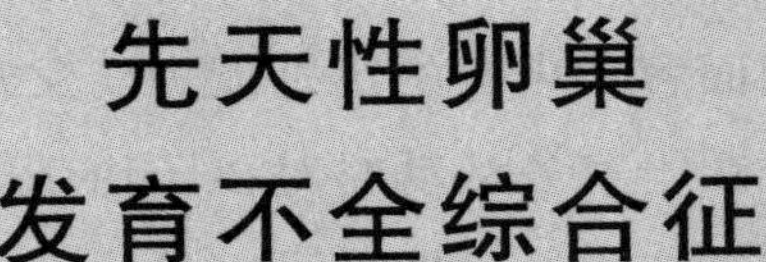

九 先天性卵巢发育不全综合征

125. 为什么矮小女童应检查血染色体？

先天性卵巢发育不全综合征只发生在女童，此病不少见，约每2000~2500个活产女婴中有1个发病。患这种病的女孩，她们的外观有很多异常表现，95%~100%患儿身材矮小。她们在出生时身长和体重可低于正常平均值，有的为小于胎龄儿，在2~3岁以前身高正常，3~4岁以后身长缓慢，常常比同龄儿矮小，因为没青春期猛长，到14岁时和正常同龄女孩身高差别最大。此病确诊必须依靠血染色体检查。由于有些女孩除矮小外，其他表现不明显，所以凡是个子比较矮，且原因不明的女孩最好都做血染色体检查，以便早诊断早治疗。现在已经证明用生长激素治疗这种原因引起的矮小有效。治疗越早，效果越好。

126. 先天性卵巢发育不全综合征是什么原因引起的？此病能遗传吗？

先天性卵巢发育不全综合征是由于性染色体异常引起的。1938年由特纳（Turner）首先报告了7个病例，所以此病又称特纳综合征。正常女性血染色体为46XX，此种患者的血染色体为45XO，包括22对常染色体和1个X染色体。为什么会少1个呢？这是由于在细胞分裂前或分裂时完全或部分丢失1个X染色体所造成的。另外，有一

些类型染色体为 XXp^-（p^-表示染色体短臂缺失），XXq^-（q^-表示染色体长臂缺失），XXr（r 表示环形染色体），这些也都属于性染色体异常。还有各种组合的嵌合体，如 XO/XX，XO/XXX 等。在嵌合体中以 XO/XX 出现率为最高。在血染色体 45XO 的特纳综合征中，约有 95%在 28 周前自然流产，而 XO/XX 等嵌合体的特纳综合征流产少见，比较容易成活，病情也比较轻。在 XO/XX 型中 XO 细胞比例越高，畸形相对较多，而 XO 细胞比例越小，畸形相对较少。母亲生了第一个先天性卵巢发育不全综合征的患儿，再妊娠时发生本病的危险因素尚未弄清，所以无法预防。血染色体检查常送遗传病实验室检查，但该病不是由于遗传引起的，不是遗传性疾病。

127. 先天性卵巢发育不全综合证还有什么表现？

先天性卵巢发育不全综合征女孩的外表有很大差别。有的患儿除矮小外，看不出有其他外表的异常，而有的在有经验的医生面前一眼就能看出矮小女孩患这种疾病。这些患者的外表可有以下异常表现：皮肤体毛增多，皮肤上可有较多黑色素痣，手指甲和足趾甲异常凹陷；眼的内侧有皮瓣样物叫内眦赘皮；颚弓高，就是说嘴张开时可见上颚部很高；颈部短而粗，头发长到后颈部，颈部两侧有两块皮瓣，称颈蹼；胸部看起来宽阔，两个乳头距离比较远，乳头可内陷；两个上臂伸直手心向前时，在肘部以下向外斜，称肘外翻。有的第 4 或第 5 指的掌骨比其他手指的掌骨短。

以上表现不是所有患者身上全能看到，有的患者有这几种表现，而另一患者有另几种表现，异常表现多少也因人而异。

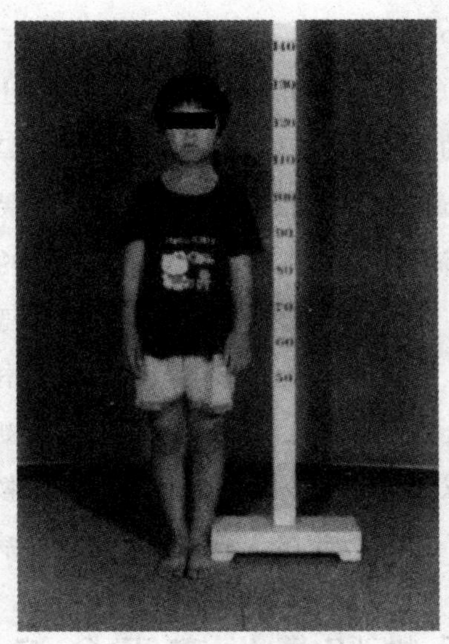

先天性卵巢发育不全综合征颈蹼

128. 为什么患病女孩到14~15岁时乳房不增大，没有月经?

正常女孩在12岁左右青春期发育开始，表现为乳房增大，月经初潮。这是由于到青春期时，人的腺垂体会分泌两种激素，一种为促卵泡激素（FSH），其主要功能是促进卵泡成熟；另一种为黄体生成激素（LH），促进排卵和黄体生成。两者均称促性腺激素。

但是患这种病的女孩，卵巢不发育。1岁多时，卵泡全部萎缩，由结缔组织代替。用B超检查时，卵巢像纤维索条，子宫很小，卵巢没有功能，对从垂体来的促性腺激素不可能有反应。因此，患者到青春期年龄，乳房仍然不增大，阴毛很少，常常无腋毛。子宫也不发育，仍然很小，没有月经。卵巢没有卵泡，排不出卵子，所以成年时一般不能生育。也没有青春期猛长现象，患者到青春期时的身高比同龄女孩明显矮小。

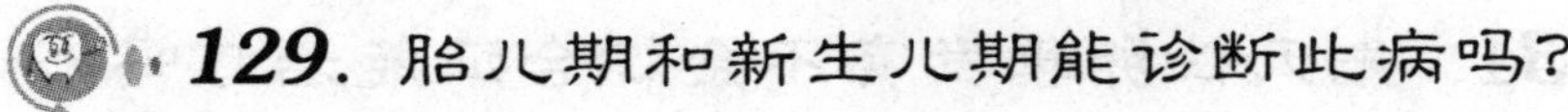

129. 胎儿期和新生儿期能诊断此病吗？

先天性卵巢发育不全综合征有可能在出生前和新生儿期得到诊断。绝大多数先天性卵巢发育不全综合征在出生前由于其他原因做羊水穿刺或常规检查时发现的。做胎儿 B 超时也可发现，因为先天性卵巢发育不全综合征的胎儿有一种特殊的表现，即它的颈部有明显的水肿。水肿是由于正在发育中的胎儿，在淋巴和静脉之间的交通被阻塞引起的。先天性卵巢发育不全综合征的新生儿可有多种多样的外观特征，特别是手和足的水肿，两个手背肿得像小馒头。颈部粗短、水肿。还可有心血管畸形。有这些特征的新生儿应做血染色体检查，以求进一步确诊此病。

130. 先天性卵巢发育不全综合证患儿还应做什么检查？

女孩个子矮小，或有外观不正常（如上面所述），通过检查血染色体就能确诊。确诊后还应做什么检查呢？确诊后最好做以下检查：

（1）腹部子宫和卵巢 B 超检查　证实卵巢是否发育不全，子宫大小是否正常。

（2）心血管 B 超检查　极少数患者可有主动脉狭窄，主动脉瓣只有两个瓣膜（正常为三个瓣膜）或有主动脉瘤，也可有先天性心脏病，如室间隔缺损。

（3）肾脏 B 超检查　肾脏异常相对常见，可有马蹄肾，也就是两个肾脏连在一起，单侧或双侧肾脏位置不正常。

（4）生长激素刺激试验　因为有的患者同时有生长激素缺乏。

（5）甲状腺功能和抗甲状腺抗体　患者可有自身免疫性疾病，如慢性淋巴细胞性甲状腺炎。

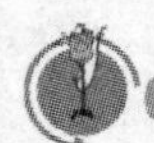

131. 先天性卵巢发育不全综合征能治疗吗?

先天性卵巢发育不全综合征虽然是先天性疾病，但是现在可以对症治疗。治疗的目的有三个。

（1）改善生长速度和身高　身材矮小对儿童和成人都带来困难，使患者在精神上受到压抑，影响她们的生活质量。应用生长激素来改善身高已有很多报道。根据一些医生的经验，患这种病的女孩热切希望接受生长激素的治疗，并受到家长的支持。治疗的目的是增加生长速度和尽可能取得接近正常成人的身高。

（2）女性化　患此病的女孩如果没有雌激素的治疗，通常到成年时没有任何女性的特征。但对于一个年龄已到青春期的女孩，乳房发育、阴道和子宫发育，有规律的月经对她的自尊心建立很重要。雌激素不足或缺乏，还会引起骨质疏松。雌激素治疗后可以让患者出现女性的第二性征，但是必须注意应用雌激素时间不能过早，因为雌激素可加速骨骺闭合而减少身高增长的时间，最好到骨骺接近闭合时使用雌激素为好。

（3）治疗其他病症　有明显的颈蹼（颈部两旁有两块皮瓣），为了美观可以做整形手术。有心脏、肾脏畸形和其他疾病的女孩，可以做相应的对症治疗。

132. 如何使先天性卵巢发育不全综合征儿童长高?

先天性卵巢发育不全综合征，如果不治疗，到成年时身材很矮。她们的身高也受遗传影响，不同种族的患者身高不同，日本该患者的身高平均为139厘米，瑞典为147厘米。2003年我国上海报道230例先天性卵巢发育不全综合征，平均身高为139.3厘米。患者可用生长激素治疗，多年来治疗经验证实，治疗此症的疗效是肯定的。如果治疗方法得当，可以增加身高平均 10 厘米。最好效果可增加 16 厘米，成年时平均身高超过正常范围的最低限。

怎样能获得最好治疗效果呢？1999 年报道，先天性卵巢发育不全综合征者成年身高和生长激素（GH）剂量相关。68 名患儿，年龄2~11 岁，随机分为三组，治疗 7 年：A 组 GH 用量每千克体重每天 0. 12 单位；B 组 GH 用量每千克体重每天 0. 12 单位，之后 GH 用量每千克体重每天 0.20 单位；C 组 GH 用量每千克体重每天 0. 12 单位，之后 GH 用量每千克体重每天 0. 27 单位。结果：A、B、C 三组平均身高分别是：158. 8 厘米、161. 0 厘米和 162. 3 厘米，最终身高与治疗前预测身高分别高了 12. 5 厘米、14. 5 厘米和 16. 0 厘米。

最理想治疗从 2 岁开始，生长激素用量为每千克体重每天 0. 15~0. 27 单位，皮下注射 1 次。治疗持续到满意身高，或骨骺接近闭合，或生长速度减慢到每年增长小于 2. 5 厘米。但是患儿常常很晚才得到诊断。治疗开始晚时生长激素用量要偏大。国外报道如果加用 Oxandrolone 每千克体重每天 0. 05 毫克，可增加疗效。先天性卵巢发育不全综合征患儿用骨龄预测身高不准确，因为她们青春期不来临，骨骺闭合晚，有的年龄很大仍可以持续慢慢长高，和正常儿童生长规律不同。而用骨龄预测最终身高的方法只适用于正常儿童，不适合于先天性卵巢发育不全综合征患儿。

133. 哪些因素影响生长激素治疗先天性卵巢发育不全综合证的效果？

每个患儿的家长都希望自己的孩子治疗后能长得更高些。那么，哪些因素会影响生长激素治疗先天性卵巢发育不全综合征的疗效呢？

（1）治疗开始的年龄　年龄越小，效果越好。所以要争取早诊断早治疗，即使患儿身高在正常范围以内偏矮时（第 5 百分位）就应该开始治疗。

（2）治疗开始时患儿身材相对比较高的效果好　这可能和疾病严重程度不同有关。此外，基础身高较高的，治疗后会长得更高。

（3）父母身高较高的效果较好　因为患儿的最终身高和遗传因素有关。如瑞典的先天性卵巢发育不全综合征患者的平均身高比日本的要高 8 厘米。

（4）生长激素用量要充足　生长激素用量不足的效果比较差。

（5）生长激素刺激试验结果生长激素水平低的效果好　患者最好做生长激素刺激试验，对治疗效果的预测有好处。

（6）加用 Oxandrolone 治疗效果好　国外研究证明加用 Oxandrolone 可增高 3~4 厘米。因此，如果治疗时年龄较大的最好加用此药，但目前国内尚无此药的治疗经验。

（7）治疗持续时间越长效果越好　患儿常常由于家庭经济原因或患儿不合作而中断治疗，这样会明显影响效果。如果从小年龄开始，持续到骨骺接近闭合为止，持续时间长者，有希望达到最佳效果。

134. 先天性卵巢发育不全综合证能结婚吗?

患本病的女孩的家长常常担心孩子将来找不到对象，因为这些女孩到青春期既矮又无性征发育。用生长激素治疗后，患者身高可以得到明显改善，而女性性征也可以通过雌激素治疗而引发，乳房增大，子宫发育。同时必须记住：如果使用雌激素不当，不仅不能促进身高增长，相反会加速骨骺的闭合，从而减低患者的最终身高。因此，雌激素使用的开始时间和剂量，应由专科医生仔细考虑，并与患儿及其家长商量决定。为了长高些，尽可能推迟雌激素开始应用的时间，最好在骨骺接近闭合时（即骨龄 15~16 岁）开始应用，如果患者和家长不愿意延迟雌激素治疗，可适当提前，也可以根据患儿开始治疗的年龄决定。如果治疗比较晚为了争取多治疗几年，应延迟雌激素开始治疗的时间。一般雌激素治疗 6~12 个月后，开始用药建立人工月经周期，使患儿在女性性征方面完全发育。这样患者经过正确治疗性征正常后，可以找对象和结婚。但是患者没有正常的卵巢，不能排卵，当然不能生育。不过现在已有通过卵子的体外受精，受精卵植入子宫等现代生殖医学技术而获得生育的报道。但是也有例外，由于先天性卵巢发育不全综合征中性染色体异常有不同类型，有的异常程度比较轻。据报道，10%~20%有自然青春期发育，2%~5%有自然月经，甚至个别的轻患者（嵌合体）能排卵受孕生孩子。

135. 生长激素治疗除可使患者长高外还有什么其他好处?

生长激素治疗除了使患者长高外，还有其他很多好处。

（1）使面部外形变得正常起来　生长激素治疗后，随着身材增高，头面部骨骼也起变化，使原来未发育的骨骼得到发育而使外形变得正常起来。

（2）该患者骨质比较稀疏，骨密度较低。生长激素治疗后可以改善其骨密度，治疗一年或一年以上者，除了身高增长外，骨的直径增加，骨皮质增厚，即整个骨头增大、加厚和加密。

（3）增加肌肉组织，减少脂肪组织，使体重明显下降，有利改善患儿的形象。

（4）改善生活质量　患者除身材矮小外，还有一些异常外表，常受到别人的歧视和讥笑。她们个子矮小，伴有情绪不成熟，行为幼稚，学校中低成绩。研究证明，生长激素治疗 2 年后，情绪有了改善，约 1/4 女孩的生活独立能力增强，更愉快，参与社会活动的能力增强。生长激素治疗对患儿父母也有积极的影响，有半数父母看到患儿经治疗后的明显变化，认为孩子将来找对象没有问题的百分率增加了一倍。

（鲍秀兰）

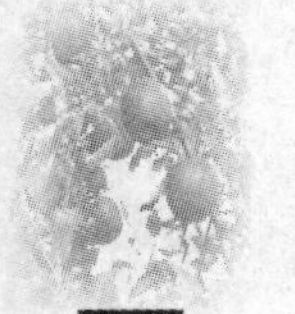

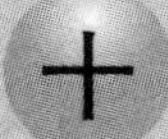

十 引起矮小的全身性疾病

136. 什么叫营养不良?

营养不良是一种慢性营养缺乏症，是由于摄入不足或食物不能充分吸收利用，以致不能维持正常代谢，迫使机体消耗自身组织，出现体重不增或减轻，生长发育停滞，脂肪逐渐消失，或有水肿、肌肉萎缩、精神萎靡、易疲乏。同时可造成全身各系统功能紊乱，免疫力低下，给很多疾病如婴幼儿肺炎和腹泻创造了发病条件，而这些疾病反过来又可加重营养不良。急性起病常伴水、电解质紊乱；慢性者常伴有多种维生素及微量元素缺乏。

营养不良的判断方法现在主要用中位数减标准差法，以下为营养不良的分型和分度：

（1）体重低下　儿童的年龄别体重低于同年龄、同性别参照人群值的正常变异范围。低于中位数减两个标准差，但高于或等于中位数减3个标准差为中度；低于中位数减3个标准差为重度。此指标主要反映儿童过去和（或）现在有慢性和（或）急性营养不良。

（2）生长迟缓　儿童的年龄别身长（高）低于同年龄、同性别参照人群值的正常变异范围。低于中位数减两个标准差，但高于或等于中位数减3个标准差为中度；低于中位数减3个标准差为重度。此指标主要反映儿童过去或长期营养不良。

（3）消瘦　儿童的身长（高）别体重低于同年龄、同性别参照人群值的正常变异范围。低于中位数减两个标准差，但高于或等于中位数减 3 个标准差为中度；低于中位数减 3 个标准差为重度。此指标主要反映儿童近期、急性营养不良。

137. 为什么营养不良会引起矮小？

营养不良主要是热能营养不良和蛋白质营养不良，这两者都与儿童的生长发育密切相关。热能是维持生命和促进生长的基本物质条件，营养不良小儿基础代谢仅为正常小儿的 70%或更低，而基础代谢所需热能是指维持人体在清醒而安静状态下的热量需要，包括维持体温、肌肉张力、循环、呼吸、胃肠蠕动、内分泌活动等代谢需要。如果这些基本的需要都达不到，更谈不到供给生长的需要。生长所需的能量消耗是儿童发育期特有的，所需的热能与生长的速度成正比，如果食物供给的热能不够这项需要，生长发育就会停顿或迟缓。所以长期营养不良会导致身长（高）低于正常。

蛋白质是构成身体细胞原浆和体液的主要成分，它的生理功能是新生和修补身体组织，同时也是热能的重要来源。婴幼儿所需的蛋白质比成人要多，他们不但需要蛋白质以补充丢失，而且还用它来增长和构成新组织。蛋白质还与许多消化酶有关，与身体的内分泌有关。所以，蛋白质不足，新组织的增长受限，生长介素水平降低，活性降低，不能有效地刺激软骨生长，造成生长迟缓，身材矮小。

138. 婴幼儿期营养不良所致矮小，以后还能赶上正常身高吗？

婴幼儿期营养不良是儿童矮小的一个重要原因，多数可影响其最终身高。因为婴幼儿期是整个生长发育期中生长最快的时期，一般情况下生后第一年即 0~1 岁身长的增长一般为 25~26 厘米；第二年即 1~2 岁一般增长为 12~13 厘米；第三年即 2~3 岁平均增长为 8 厘米；

三年之和为45~47厘米。如果此时期由于喂养不当造成营养不良，或由于消化系统疾病及一些慢性消耗性疾病导致营养不良，使小儿生长迟缓，与正常情况形成较大差距（一般可差5~10厘米），即使以后改善了营养状况，疾病得到了治疗，生长发育恢复正常，也很难赶上正常儿童的身高。我们在临床上有很多这样的病例，如短期（急性）营养不良只要及时纠正，身长和体重可很快赶上和恢复正常。由于长期营养不良导致的生长迟缓，一旦营养改善，生长可出现追赶现象（加速生长）。但这种现象只限于通常的生长加速期，如果在胎儿期和生后的生长关键时期营养缺乏，即使治疗以后得到改善，仍可引起永久性身材矮小。

所以胎儿期及生后的头3年是小儿发育的重要时期，家长一定要掌握一些科学育儿的知识，合理的喂养小儿，对一些疾病要积极给予治疗，防止慢性营养不良的发生，保证小儿这一时期的快速增长，为以后的正常生长发育打好基础。

139. 如何预防和治疗营养不良？

由于营养不良可造成生长发育障碍，易并发感染等危害，所以积极的预防营养不良的发生尤为重要。以下为具体方法：

（1）做好孕期保健，保证孕妇的平衡膳食和胎儿所需的营养补充，特别在孕中、晚期。孕妇要懂得胎儿生长发育对日后小儿生长发育的重要影响。

（2）家长应掌握科学喂养、儿童保健及疾病预防的基本知识，及时的发现问题，纠正偏差，避免营养不良的发生。

（3）坚持母乳喂养　母乳是最适合婴儿需要的食品，它所含的热能、蛋白质、脂肪、碳水化合物等的比例最适合小儿消化能力的需要，微量元素的含量也较高。另外，母乳中所含的生物活性物质对增强孩子的免疫力，减少呼吸道、肠道感染发生均有重要作用。但在母乳喂养中也要注意母亲的饮食质量，母乳的含量是否充足，母乳不足时要及时的补充配方乳制品，保证乳量，避免摄入不足引起的营养不良。

（4）保证合理添加辅食　不管是母乳还是配方奶喂养，到一定时候都要添加辅食，从含铁米粉、果汁、菜汁（富含维生素）到蛋黄（富含铁、蛋白质及微量元素）、菜泥、粥、碎肉、碎鱼虾等。根据孩子的年龄、消化功能和生长需求，要逐渐地一种一种地添加，并做好食物类型的转变，适时锻炼咀嚼和吞咽能力，不断丰富食物种类，这样才能保证足够的营养。

（5）平衡饮食　根据现在的经济条件，在城市很少因饮食不足造成营养不良，但饮食的不合理同样会造成营养不良。所以，平衡饮食是当前家长要注意的问题。所谓平衡饮食就是要根据需要合理的搭配不同种类的食物，既要有蛋白质和脂肪（鱼、肉、蛋等），也要有一定量的碳水化合物（主食）及各种维生素（蔬菜、水果等）。要从小培养小儿不挑食、不偏食的良好饮食习惯。因为长期的偏食某一种食物也会造成营养不良。

（6）合理安排生活、保证充足睡眠及加强体格锻炼，增强机体的免疫力，讲究卫生，防止疾病的发生，也是预防营养不良的一个重要方面。

（7）要定期进行预防接种，做好生长发育监测，特别是要及时地发现和诊治病灶，减少机体营养的消耗，避免久病而致的营养不良。

总之，营养不良是能够防治的，这里“防”是最重要的环节，因一旦发生营养不良就会影响生长发育，严重的可造成最终的生长不足。因此希望孩子长高，就应保证孩子有充足合理的营养。

140. 缺锌有哪些表现？

锌是人体必需的微量元素之一，作为多种酶的组成成分，广泛地参与各种代谢活动。所以锌缺乏可出现很多症状。

(1) 厌食　缺锌时味蕾功能减退，味觉敏锐度降低，故食欲不振，摄食量减少。缺锌可致核酸及蛋白质合成、消化及代谢需要的各种含锌消化酶的活力降低，消化能力也减弱。

(2) 生长发育落后　因代谢水平降低及纳食减少必然影响小儿的生长发育，缺锌小儿身高体重常低于同龄的正常儿，严重者有侏儒症。缺锌还可影响小儿的智力发育。

(3) 青春期发育迟缓　缺锌小儿可出现男性生殖器睾丸与阴茎过小，睾酮含量低，性功能低下；女性乳房发育和月经来潮晚，男女均阴毛出现晚等，补锌后这些症状可减轻或消失。

(4) 异食癖　是指好进食非食物性异物，缺锌小儿可喜吃泥土、煤渣、纸张、墙皮或其他异物。异食癖好发年龄为1~3岁，无明显性别差异。

(5) 易感染　缺锌小儿细胞免疫及体液免疫功能均降低，容易患各种感染性疾病，如上呼吸道感染、腹泻等。

(6) 皮肤黏膜表现　缺锌严重时可有皮肤干燥、各种皮疹、大疱性皮炎、复发性口腔溃疡、下肢溃疡长期不愈及程度不等的秃发等。

141. 如何检测缺锌？

检测缺锌最常用的方法是查血锌，有静脉血和末梢血两种。

静脉取血一般要空腹，正常值为10~10.7微摩尔/升（65~70微克/分升）。注意取血时避免溶血，溶血后锌值会偏高。

末梢血锌不需空腹，取末梢血（手指或耳垂）40微升，用原子吸收光谱法测定其含量。正常值一般平均为13.8微摩尔/升（90微克/分升），范围为12~30微摩尔/升（70~110微克/分升）。随仪器不同，地区不同，可有一些差异。

发锌的测定因受头发生长速度、环境污染、洗涤方法及采集部位等多种条件影响，故并非诊断锌缺乏的可靠指标。

142. 什么叫锌营养缺乏性侏儒？

缺锌影响小儿的生长发育，严重者可致锌营养缺乏性侏儒，此病系 Prasad 首先在伊朗乡村营养较差的地区发现，因此，也称伊朗性侏儒或营养性侏儒。锌营养缺乏性侏儒多发生在以谷类食品为主的一些国家，因为谷类食品中含有较多的植酸（6-磷酸肌醇），与锌结合形成难溶性复合物，阻碍锌的吸收，导致体内缺锌而产生一系列病变。

此病主要影响儿童，因为儿童和青少年生长发育旺盛，对缺锌特别敏感，发病后突出表现为生长发育停滞、骨骼发育障碍、性功能低下、第二性征发育不全、女性月经不来潮和闭止、肝脾肿大、皮肤粗糙并伴有色素沉着，同时发生缺锌性贫血及异食等。

近年来的研究表明锌不仅影响食欲和消化酶，而且对胶原组织的形成、骨骼的生长、生长激素的合成以及甲状腺素的代谢均有直接影响，这些都可造成生长的障碍。

143. 如何预防和治疗锌营养缺乏？

我们知道了锌营养缺乏对小儿生长发育有很大影响，因此应重视预防锌的缺乏和正确地治疗锌营养缺乏。

首先是预防：人初乳中含锌量较高，且吸收利用率也较高，故婴儿期的母乳喂养是预防小儿锌营养缺乏的最好办法。以后，随着年龄的增长，要按时添加辅食，注意吃一些含锌较丰富的食物，如蛋黄、肉、鱼、动物内脏、豆类等。年龄大一些的小儿，还可吃一些坚果类食物，这类食物锌的含量较丰富。补锌的同时一定要注意动物蛋白的摄入。我国营养学会推荐的每日锌供给量为 0~6 个月 3 毫克，6 个月~1 岁 5 毫克，1~10 岁 10 毫克，10 岁以上 15 毫克。

对于那些有明显的临床表现，经检测有锌缺乏者，要给予锌制剂治疗。首先应去除引起缺锌的原因，积极正确治疗原有疾病，改善饮食。药物一般采用硫酸锌或葡萄糖酸锌口服，剂量按每千克体重元素锌0.5~1.5毫克计算，或按以上推荐的每日锌供给量加倍给予，最大量不能超过每日20毫克。为了利于锌的吸收，口服锌剂最好在饭前1~2个小时，但个别服后有恶心、呕吐、腹泻症状时，可改在饭后服。轻症的疗程可较短，1~2个月，缺锌明显者，疗程可3个月。缺锌所至的厌食、异食癖症状一般服锌2~4周即消退，而生长落后1~3个月才见效，有些严重缺锌造成肠病性肢端皮炎或锌缺乏性侏儒者则补锌的剂量要加大，疗程要延长。所以，治疗后要随时观察疗效及副作用，并注意监测血锌含量。在预防和治疗缺锌过程中，也要注意锌过量中毒的问题。

144. 什么叫佝偻病？

我们通常说的佝偻病主要是指维生素D缺乏性佝偻病，是正常生长的骨骼因缺乏维生素D在成骨过程中不能正常沉着钙盐，导致骨软化并可致骨骼发生畸形而命名。

维生素D缺乏性佝偻病多发生在儿童的生长发育期，以婴幼儿期为主。这是因为食物中维生素D含量不足，小儿外出活动比较少，缺少日照，此时期小儿生长速度又较快，所需维生素D较多，而奶制品中尤其是牛奶中钙、磷的比例不合适，使得钙吸收较差，所以乳儿期发生佝偻病的可能性更大。

佝偻病早期会出现一些精神症状，如多汗、易哭闹、易惊、夜啼并致枕部脱发而枕秃，但这些并不是佝偻病的特异症状，维生素D过量和中毒也可有同样表现，所以不能以此诊断佝偻病，只能作为早期发现的参考依据。

佝偻病的特异表现主要是骨骼的改变，如前囟门大、闭合晚、颅骨软化、方颅、臀形颅、乳牙萌出迟、肋骨出现“串珠”、肋下缘外翻，形成肋软骨沟、鸡胸、脊柱后弯或侧弯、出现“手镯”“脚镯”，下肢出现“X”形腿或“O”形腿等。所以佝偻病的诊断除有维生素D缺乏的病史外，还要靠骨骼的X线片及一些血生化检查。

佝偻病虽然很少直接危及生命，但因发病缓慢易被忽视，一旦造成骨骼畸形后遗症，对小儿影响较大，所以积极的预防治疗非常重要。现我国已有比较好的儿童保健管理系统，小儿生后要在当地保健部门的指导下，科学的安排饮食和户外活动，适当日照是预防佝偻病最有效、方便、经济的方法。要合理的加服维生素D制剂，定期进行体格检查，及早地发现佝偻病的前期症状，有效的预防佝偻病的发生。

145. 佝偻病患者会矮小吗?

佝偻病患者会造成矮小，这是因为佝偻病的严重危害主要是骨骼的改变。骨的正常发育有两种形式，一是软骨在长骨端成骨，使骨变长；另一是膜性成骨，使骨变粗或加厚、加宽。软骨细胞经过几个阶段的分化，体积变大，加上钙、磷的沉积，使软骨细胞退化，形成钙化管，并排列成临时钙化带，钙化管内的成骨细胞再逐渐形成骨小梁和骨松质。小儿时期的骨发育就是软骨细胞不断增长，临时钙化带不断前移，骨松质不断改建，使长骨不断增长。一旦发生佝偻病则骨质软化，钙化不全的骨组织代替了正常的临时钙化带，使骨的长度发育受到显著障碍，即可形成侏儒状态，这是佝偻病造成矮小的主要原因。

严重的佝偻病可造成脊柱弯曲并伴骨盆畸形，出现“O”形腿，即在小腿的下1/3或中部，膝关节部、股骨部出现弯曲，站立时，膝关节距离在3~6厘米或以上；“X”形腿，下肢骨骼畸变，站立时两膝关节并拢，两踝距离在3厘米以上，形成了不可逆转的佝偻病后遗症。这样小儿的身长不但不能迅速增长，而且这种弯曲更造成了身材的矮小。

146. 生长发育过程中应如何补充钙和维生素D?

虽然我们强调了小儿在哺乳期一定要补充钙及维生素D，并不是其他时间就不需要补充。我国的饮食结构以粮食、蔬菜及肉为主，奶制品食用较少，北方地区冬天的阳光又不充足，加上小儿是生长发育比较迅速的时期，常会出现一些症状，如生长痛在儿童期经常会见到。所以，儿童期特别是生长发育快速期如青春发育期，仍需要适当的补充钙及维生素D。

平时补充钙及维生素D的最好方法是坚持喝牛奶，牛奶中含钙较高，大多又强化了维生素D，儿童期已能够很好地吸收奶中的钙，所以小儿如能坚持每日至少2袋（400毫升）牛奶，钙的补充基本得到保证。对于生长速度过快，或出现明显的下肢疼痛症状的小儿要及时到医院或保健部门就诊，查明原因，在医生的指导下，正确的补充钙及维生素D，以保证儿童生长发育的需要。

147. 如何预防和治疗小儿佝偻病?

维生素D缺乏性佝偻病会严重影响小儿的生长发育，故预防佝偻病的发生应引起家长的重视。以下为预防的具体措施：

（1）家长要学习一些儿童喂养和预防佝偻病的科学知识，给予婴幼儿合理的喂养，按时添加辅食，食用一些含有维生素D的食品，从饮食上避免维生素D的缺乏。

（2）加强小儿的户外活动　紫外线照射皮肤可获得维生素D，适当日照防治佝偻病是又有效、又方便、又经济的。经常在户外活动对各年龄小儿都是有利的，不仅可获得较多的维生素 D，还可增加机体抵抗力，预防疾病。所以，要经常带孩子晒太阳，一定要在户外或开窗晒，并暴露一些皮肤晒。因日光中的紫外线易被尘埃、烟雾、衣服及普通玻璃所遮挡或吸收，故在屋内或包裹着不能得到紫外线的有效照射。适度是非常重要的，应以舒适、不损伤皮肤为度。

（3）药物预防　首先是母亲在孕期就要注意户外活动和补充钙和维生素 D，以保证婴儿出生前的需求。在小儿出生后 1~2 周就要开始服用维生素 D，每日 400~800 国际单位，可服用至 1~2 岁。母乳及牛乳喂养小儿，食乳 400~500 毫升即不需额外补钙。

（4）一旦出现了佝偻病的症状，要积极的给予治疗，避免后遗症的发生。轻度（初期）佝偻病的治疗是每日口服维生素 D 1000~2000 国际单位。中度（激前期）和重度（激期）佝偻病治疗为每日口服维生素 D 3000~4000 国际单位，重度每日 5000~6000 国际单位，或一次性口服或注射维生素 D 20~30 万国际单位，同时加服钙剂。服用治疗量一月后或一次性突击治疗后 2~3 个月（在 2~3 个月内停用维生素 D）改为预防量。对 3 岁以后的佝偻病骨畸形后遗症，应考虑用矫形疗法，严重的后遗症于青春期可考虑手术矫形。

148. 维生素 D 中毒会导致矮小吗？

以上我们讲了钙及维生素 D 对儿童生长发育的必要及维生素 D 缺乏性佝偻病的危害，可能会有一些人误认为，补钙及维生素 D 就能长得快、长得高。其实不然，维生素 D 过多导致中毒也同样会造成生长发育迟缓和身材矮小。

维生素 D 中毒的原因很多，有的是将维生素 D 当作营养药物，长期或连续服用各种维生素 D 制剂，造成慢性中毒；有的是对佝偻病的预防量和治疗量掌握不准，一次或多次大量的投用维生素 D 或将一些生理变异、体弱症状及营养性缺钙都误诊为维生素 D 缺乏，而大量补充维生素D造成中毒，也有的是误服或不知情的长期过量食用多种维生素D强化食品造成累积中毒。

维生素D中毒的剂量是，对维生素D敏感的患儿，每天摄取维生素D 4000国际单位，经1~3个月后即可出现中毒症状，累积总量为12~36万国际单位就会引起中毒。维生素D是激素的前体，其代谢的活性物质1，25-（OH）$_2$D$_3$是调节钙磷代谢的一种激素，从骨质中动员钙和磷，也促进骨有机物矿化、成熟，使骨活动亢进。体内维生素D代谢虽然为一有效的控制系统，但并非是绝对的，可因无限制的加大维生素D剂量而失控，从而发生中毒。

维生素D中毒的症状较多，但均非特异性症状，主要包括：高血钙、高尿钙、厌食、恶心、呕吐、便秘、腹泻、多饮多尿、嗜睡或烦躁、软弱无力、面色苍白、关节疼痛、甚至出现血尿，不及时治疗可导致骨硬化，肾脏、脑、心血管、软组织等钙化，生长发育迟缓，有些损害是终身不可逆转的。所以，我们不仅要预防维生素D缺乏性佝偻病，也要避免维生素D中毒，要在医务人员的正确指导下，科学的补充维生素D的生理需要，使之起到促进儿童生长发育的作用。

149. 腹泻会引起矮小吗?

腹泻病是一组多病原、多因素引起的消化道疾病，是我国小儿最常见的消化系统综合征，尤其婴幼儿时期发病较多，属第二常见多发病。它可由细菌或病毒感染引起，也可因全身其他疾病或消化功能紊乱引起。腹泻分急性和迁延与慢性腹泻，迁延性腹泻病程在2周~2个月，慢性腹泻病程大于2个月。

轻型的腹泻主要是大便次数增多，每日数次至10余次，便稀，有少量水分，偶有呕吐或低热，脱水表现不明显，一般3~7天病情即可控制。重型腹泻则症状不断加重，每日大便次数多至40次，如不及时补液，可造成脱水、酸中毒等严重症状。

一般腹泻经过对因及对症治疗，如抗菌、抗病毒、预防和纠正脱水、服用肠黏膜保护剂等，短期痊愈，对生长发育不会有太大影响。如腹泻迁延不愈或反复出现，因肠道消化功能减退，肠蠕动亢进，营养的消化和吸收发生障碍，可造成脂肪、蛋白质和碳水化合物代谢障碍；长期的丢失水分和电解质，可造成脱水及酸中毒的现象，出现低钾、低钙等；这些可造成营养不良，又容易使免疫功能低下使病情迁延不愈，形成恶性循环，对生长发育都会造成影响。

150. 肠吸收不良综合证可致侏儒吗？

肠吸收不良综合征指小肠消化及吸收功能减退，使肠腔内一种或多种营养成分不能被顺利转运至体内，而从粪便中排出，使患儿发生营养不良。是一种发生于婴幼儿的慢性胃肠系统消化吸收功能低下的疾病，此病少数为原发即先天的原因，多数为继发性，即与其他疾病有关，常为多种营养成分均有不同程度的吸收障碍。

糖吸收不良主要是小肠黏膜缺乏特异性酶，使食物中的乳糖和蔗糖不能充分水解而影响其吸收。脂肪吸收不良主要在一些胰腺、肝脏、胆囊及肠道疾病中出现，称脂肪泻。单纯的蛋白质吸收不良罕见，一般都在肠黏膜广泛受损时发生，同时伴有脂肪吸收不良。

此病多在婴幼儿时期发病，发病可表现为急性腹泻或慢性腹泻，多为水样便，粪便含泡沫及脂肪，具有酸臭味。腹泻严重，常引起脱水、酸中毒及电解质紊乱，病情迁延可致营养不良。病久者体格发育迟缓，造成身材矮小，骨骼与牙齿发育延迟等。

此病的诊断可通过粪便筛选，或小肠黏膜活检及其他方法协助诊断，也可靠饮食治疗的反应判断。治疗主要是从饮食中去除不耐受的物质，找到适合的饮食，但这比较困难，需反复试验。急性腹泻注意及时纠正脱水。慢性腹泻要注意纠正贫血和营养不良，改善小儿的全身状况。保证热能和各种营养素的需求，防止生长迟缓的发生。

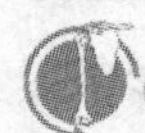 151. 局限性回肠炎是否引起发育迟缓？

局限性回肠炎又称克罗恩病，是一进行性无特效治疗方法的消化道疾病，可反复发作，30 岁之前自愈的极少，近十几年来小儿发病率有上升趋势，因其对生长发育影响较大，故应引起重视。

克罗恩病在 4 岁以前少见，多在青春期出现症状，但本病的发生呈双峰状，第一高峰在十岁左右。先表现为厌食、乏力、低热、反复阵发性腹痛、腹泻、便中带血等，继而出现消瘦苍白、营养紊乱、体格发育差和性成熟延迟等，有的患儿以生长发育迟缓为首发症状。有些患者可伴有一些肠道外症状，如复发性虹膜睫状体炎、结膜炎、溃疡性口炎、关节炎、结节性红斑等。有的患者晚期还可出现肠梗阻、肠穿孔、肠内瘘管等。由于肠吸收功能异常、便血，可继发贫血、血浆蛋白减少、低钙（低镁、低锌）血症、维生素 D 缺乏、骨折、胆结石、肾结石、肾功能衰竭等。

由于本病发病缓慢，病程较长，确诊不容易，所以对长期腹痛、腹泻、便血兼发育延迟的患儿应怀疑此病而做更多的检查，主要是 X 线、纤维结肠镜及病理检查。

本病的治疗原则是缓解症状，以药物和营养治疗为主。内科治疗有支持和对症疗法，给予高热卡、高蛋白低渣饮食，供给足量的维生素 D 和铁，无效时可输血或应用肠道外静脉营养。药物可用肾上腺皮质激素，一般隔日疗法不影响正常生长，如为缓解症状需每日服药，则需 2~4 周后缓慢递减剂量，以利于小儿的生长。一旦能控制症状，保证营养需求，生长速度可恢复正常。如有急性肠出血、肠梗阻等合并症及难以治疗的肠出血、肛门直肠病等可外科手术治疗，但术后复发率高。总之，干预治疗、外科治疗均应尽早开始，在青春期前即骨骺闭合前治疗，可获得追赶性生长。

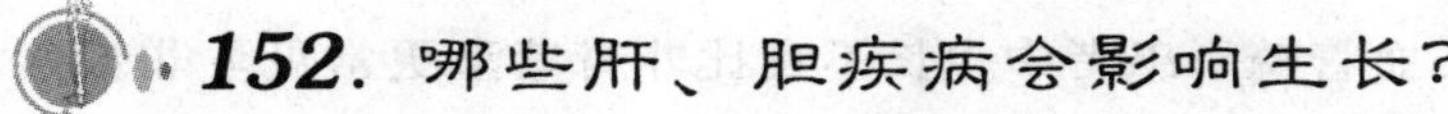

152. 哪些肝、胆疾病会影响生长？

慢性肝、胆疾病如胆道闭锁、慢性肝炎、囊性纤维变等对生长也有影响。此类影响是多方面的，包括：①胆汁的排泌功能障碍，胆酸减少，影响营养物质的消化吸收；②小儿时期生长发育所需蛋白质量较高，肝细胞能合成多种蛋白质，肝功能受损后蛋白质的合成受到影响；③肝脏参与多种维生素的代谢，肝脏受损后类固醇的合成减少，对维生素 D 的代谢有影响；④肝脏与许多内分泌激素的代谢有关，如生长介素主要来源于肝脏，肝脏受损时，血中的生长介素降低，影响体格的增长。

153. 先天性心血管畸形患者是否都矮小？

先天性心血管畸形主要是由于胎儿期心脏发育障碍，使得心脏的结构出现异常。先天性心血管畸形有很多种，严重的大多在生后数周或数月后死亡，有些轻型的可长期生存。先天性心血管畸形主要是心脏搏出功能不全，血液有分流，使得机体的组织缺氧，且营养供应不足，所以出现儿童期的生长不良。但并不是所有的先天性心血管畸形患者都会矮小，而是根据畸形的不同，分流量的方向和量的不同有不同的影响。有人调查患各种先天性心血管畸形的 890 例儿童中，约 1/2身高和体重低于第 16 百分位，27%低于第 3 百分位。

青紫型先天性心血管畸形如法洛四联症、三尖瓣闭锁、肺动脉闭锁和大动脉转位等是最严重的一类，由于此类先心畸形出现从右到左的分流，静脉血流入心脏后不能全部进入肺进行氧合，导致动脉血中的氧饱和度明显降低，即明显缺氧，临床上表现喘憋、青紫。这类患者严重的很难长期生存，轻的能够生存，由于长期的缺氧状态，组织氧的供给严重不足，加上不能活动，易生病，所以对生长发育影响极大。有人统计青紫型先天性心血管畸形患儿中40%生长发育延迟，即青紫型先天性心血管畸形患者中生长不良比非青紫型更常见。非青紫型先天性心血管畸形如房间隔缺损、室间隔缺损、动脉导管未闭等，是临床上较常见的一种，发病较多，占总发病的50%左右，且可生存较久。这类患者的特点是出现心脏血液从左向右的分流，如果肺动脉压力不高，动脉血中的氧饱和度降低不明显，故多数不出现青紫。但是由于左向右分流的存在，体循环量均低于正常，因而也会影响体格发育。此外，这类患者肺循环量增加，易发生反复的呼吸道感染，所以临床上多表现为形体瘦小、多咳、活动后气促等。患者中轻型的生长发育影响不大，较重的特别是出现肺动脉高压及青紫的，会造成生长发育延迟，甚至危及生命。

先天性心血管畸形中还有一种为没有分流型的如单纯肺动脉狭窄、主动脉缩窄、先天性二尖瓣关闭不全等，有的可造成青紫，有的无青紫症状，视症状轻重，轻者不影响生长发育，重者可造成生长发育迟缓。

154. 先天性心血管畸形手术后是否能正常生长？

先天性心血管畸形手术后能否成功的赶上正常生长，和以下一些因素有关：

（1）手术实施的年龄　由于现代检测技术及心脏外科技术发展很快，很多先心患者生后很早即可实行手术，发达国家甚至开展了胎儿的先心畸形手术。手术越早，对患儿的循环及生长发育造成的影响越少。即使比较轻型的，也宜于在学龄前进行手术较好，否则即使手术成功，功能的恢复也不完全。

（2）手术能否使心血管获得正常的生理功能　先天性心血管畸形患者导致矮小的原因是由于循环功能障碍造成的，如果能改善了这种障碍，恢复了正常的循环功能，生长发育也能恢复正常。但是，如手术前生长发育迟缓严重，已经与正常差别较大者，追赶上正常情况有困难。

（3）先天性心血管畸形的性质　有些先心畸形手术效果好，有些则稍差，如肺动脉狭窄手术纠正后生长改善最好，主动脉缩窄手术纠正后生长发育恢复最差。如果手术治疗不能纠正低氧血症，生长不良不能明显改善。

155. 肺脏疾病引起矮小的原因是什么？

人类正常生长需要氧气，呼吸的目的是排出二氧化碳，吸进新鲜氧气，保证气体交换过程的正常进行。肺是呼吸系统的重要器官，是体内氧的惟一来源，因此，肺脏疾病造成体内缺氧，可引起生长不良。

但肺脏疾病除低氧外，尚有其他因素也影响正常生长。如囊性纤维性变又称黏滞病，对儿童生长不利的因素有：①反复的呼吸道感染和不可逆性的肺损害；②由于胰腺功能不足，消化功能差可致营养缺乏，包括脂肪缺乏；③慢性感染，机体的消耗增加。慢性支气管扩张的患者低氧和感染对生长不良的影响几乎是相等的。睡眠梗阻性呼吸暂停（打呼噜严重）患儿，除低氧血症影响生长外，还要考虑因呼吸费力消耗过多热量和摄入热量不足对生长的有害影响，这类患者改善气道的梗阻和供给充分的营养对恢复正常生长是必需的条件。哮喘影响生长的因素也是多方面的，后面我们分别说明。

156. 哮喘患儿能否达到正常身高？

支气管哮喘是由多种炎性细胞参与的气道慢性炎症，这种气道炎症使易感者对各种激发因子具有气道高反应性，并可引起气道缩窄。

表现为反复发作的喘息、呼吸困难、胸闷或咳嗽等症状。常在夜间和清晨发作，出现广泛多变的可逆性气流受阻，多数患儿可经治疗或自行缓解。近三十年来哮喘患病率和病死率均有所上升。

哮喘可在任何年龄发病，30%患者在1岁时有症状，80%~90%首次症状在4~5岁或以前出现。哮喘的临床表现特点为反复发作，一般急性发作开始时表现干咳、喘息、呼吸增快、烦躁不安及呼吸窘迫，伴有呼气延长，严重者出现发绀、冷汗淋漓，往往不能平卧，坐位时耸肩屈背，呈端坐样呼吸，可发出喘鸣音。由呼吸道感染引起者可表现发热、白细胞计数增多等。有的患儿多年反复发作，或虽用药物控制，但缓解期很短，由于长期的气道炎症，气道阻力增加，可出现肺气肿、肺不张，严重者可出现心肺功能损害。

这种迁延的反复发作使患儿的氧代谢出现障碍，对身体的整个代谢功能都会造成影响，所以这些患儿可表现为营养不良、驼背、桶状胸、身材矮小、类似于侏儒的状态。一般来说哮喘患者如发作不频繁，发作症状不重或治疗较合理，对身材的影响会少一些，可达到正常身高。但反复频繁发作者，或治疗不当者，大多数都不能达到正常身高。

157. 哮喘患者的哪些治疗可影响生长？

哮喘的发作由于症状重、呼吸困难明显，故需要积极有效的治疗。治疗哮喘的药物有几类，一类支气管扩张剂，如沙丁氨醇、茶碱、特布他林、异丙托溴铵等。另一类为过敏介质释放抑制剂，如色甘酸钠、酮替酚等。还有一类为肾上腺糖皮质激素，如泼尼松、地塞米松、丙酸培氯松、布地奈德等。由于皮质激素是抑制气道黏膜下炎症最有效的药物，并能增加其他药物的支气管扩张作用，故其在哮喘治疗中的地位受到高度重视。

肾上腺皮质激素的副作用是可促进蛋白质分解和抑制蛋白质合

成，产生负氮平衡；可增加钙、磷排泄，同时有抗维生素D的作用，以致影响钙的吸收；长期应用还可抑制成骨细胞的活力，使骨质形成发生障碍，可致骨质疏松，甚至发生骨折。另外，肾上腺皮质激素有对抗生长激素的作用，对小儿能抑制骨骼生长及蛋白质合成。所以，长期量较多的应用肾上腺皮质激素会影响小儿的生长发育，造成矮小。过去临床上应用此药治疗较多，现在因有了新的治疗方案，以小量吸入为主，通过观察认为较早吸入皮质激素可以防止哮喘发展成不可逆性的气道阻塞，对儿童生长发育影响不大。但仍需了解其副作用，避免不当治疗而影响小儿的身高增长。

158. 哮喘患者如何治疗哮喘不影响生长？

哮喘反复发作，对患儿的生长发育、生活及学习影响较大，不当的治疗也会影响小儿的生长，所以对哮喘要有一个正确的治疗方案。

由于认识到哮喘是气道的非特异性慢性炎症，所以皮质激素的吸入治疗是目前首选的最有效的治疗。吸入治疗的优点是药物通过气道直接作用于病变局部，而不需口服用药，用药量少，疗效好，副作用小，研究证明长期应用不会影响生长。吸入的激素现有丙酸培氯松、布地奈德，剂型有定量气雾剂和干粉剂。由于哮喘已成为当今世界威胁公共健康最常见的慢性肺部疾病，所以此治疗已有了“全球哮喘管理和预防的策略”，提出哮喘需进行长期管理。吸入治疗要在专科医生指导下系统应用，不同年龄、不同发作程度有不同的治疗方案，原则是快速缓解药物和长期预防药物相结合。吸入激素应注意：要学会正确的吸药方法，即用前将药摇匀，吐气后深长吸气，同时按压药瓶，然后屏气10秒左右；吸药后要漱口，以防止药物对咽部的影响和刺激。

预防哮喘发作还要找出过敏原和诱发因素，避免接触过敏原，注意预防呼吸道感染等。可采用一些脱敏疗法，或用免疫促进剂或免疫调节剂，增加机体的抵抗力，以减少哮喘发作。总之，只有采取有效、合理的治疗计划，减少疾病发作，减轻缺氧症状才能使生长发育少受影响。

（孙淑英）

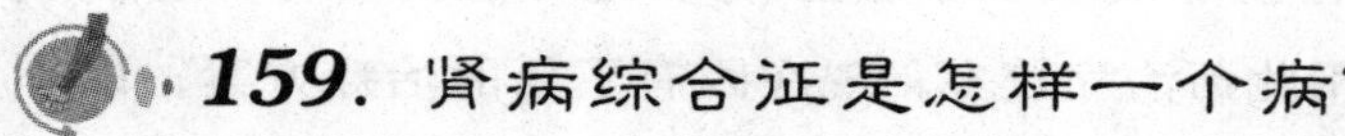

159. 肾病综合征是怎样一个病？

肾病综合征是一组很多病因引起的临床症状和体征，其主要临床特点是“三高一低”，即：①全身高度水肿；②大量蛋白尿；③低清蛋白血症；④高脂血症。儿童肾病综合征分为先天性、原发性和继发性肾病综合征三大类，病因各不相同。先天性肾病综合征多在生后半年到一年内起病，是遗传性疾病。患儿对激素治疗耐药，预后差，发展到终末期肾病者可行肾移植。继发性肾病综合征系继发于全身性疾病，如系统性红斑狼疮、过敏性紫癜、乙型肝炎等，治疗依据、病因各不相同。原发性肾病综合征病因不明，在小儿肾病综合征中占大多数，主要以糖皮质激素治疗，有时尚需辅以其他免疫抑制剂。大部分原发性肾病患儿对激素很敏感，治疗数周后开始利尿，尿蛋白转阴，病情得以缓解。激素治疗多数需要半年到一年的时间。有些患儿会因感染、激素减量、劳累等诱因而病情反复，不得不反复或长期使用糖皮质激素等免疫抑制剂治疗。

160. 为什么有些肾病综合征的孩子身材偏矮？

肾病综合征患儿不一定都伴有身材矮小，疾病是否影响身高增长要依肾病的病理分类、对激素治疗的反应、治疗的选择和疗程长短等多因素而定。的确有一部分肾病综合征患儿个子偏矮，这主要有以下三个原因：①肾病综合征本身病理分型属于较为难治类型，或因种种原因未得到正确有效的治疗，致使病情长期未能缓解，大量蛋白从尿中丢失，同时受水肿所致消化道吸收不良和厌食等因素影响，导致营养不良，身高增长慢；②由于糖皮质激素是治疗肾病综合征的主要药物，而且小儿肾病经常会复发，不得不反复或长期使用糖皮质激素。糖皮质激素的副作用之一就是促进蛋白质分解及钙、磷排泄，导致骨质疏松，影响骨骼生长；③肾病本身的基本病理损伤所致的血清胰岛素样生长因子-1 及其结合蛋白-3（IGF-1、IGFBP-3）异常分布可能也参与了肾病患儿生长障碍的发病过程。

161. 不用激素治疗肾病综合征可以吗？

由于糖皮质激素是治疗肾病综合征的主要药物，而且儿童肾病的病理分型多数为微小病变型，这型的特点是经常会复发，因此很多肾病患儿不得不反复或长期使用糖皮质激素，造成激素的副作用比较明显，如向心性肥胖即肥胖主要表现在胸腹部、满月脸是指脸部胖成圆形、水牛背指背颈部肥胖像水牛背、皮肤毳毛很多、个子矮小。不少家长对这些副作用不满意常常问：“不用激素治疗肾病可以吗？”我们的回答是：“不行”。因为目前已公认多数肾病综合征是由于细胞免疫或体液免疫系统失调所致的疾病，这就必须用免疫抑制剂治疗。糖皮质激素作为免疫抑制剂，从 20 世纪 50 年代开始用于治疗肾病，已充分证实了其可靠疗效。而其他一些免疫抑制剂（如环磷酰胺等）和中药，亦都应配合激素治疗才能获得良好的效果。如果家长自作主张停用激素而相信“可以祛除病根”的疗效不确定的草药，最后只能是耽误了治疗时机。

162. 为什么肾病患儿在泼尼松治疗期间应补充钙及维生素D?

泼尼松为维持生命所必需的一类糖皮质激素，对蛋白质、糖、脂肪、电解质等多种组织器官的功能有重要影响。它对骨骼系统的影响为增加骨骼脱钙，若长期不补充钙片及维生素 D 予以纠正，必然会导致骨质疏松，出现骨痛、易骨折、出牙晚、身高增长缓慢等症状。因此，肾病患儿在泼尼松治疗期间一定要补充钙剂及维生素 D。

163. 什么是慢性肾功能衰竭?

慢性肾功能衰竭（CRF）系由于多种肾脏疾病引起的慢性持久性肾功能减退，导致含氮代谢废物在体内潴留、水电解质、酸碱平衡失调，呈现全身多系统症状的一个临床综合征。多数进展为不可逆的终末期肾病变，预后差。本症临床症状不明显，常常潜隐起病，呈乏力、纳差、头痛、夜尿多、生长迟滞等非特异表现。实验室检查显示如下异常变化：贫血、蛋白尿和（或）血尿，尿素氮、肌酐、胱抑素C 等肾功能指标升高、血磷升高、代谢性酸中毒等。

164. 儿童慢性肾功能衰竭常见原因有哪些?

儿童慢性肾功能衰竭（CRF）的病因与第一次发现肾衰时的年龄密切相关。①5 岁以前发生的慢性肾衰常是解剖异常的结果：如肾发育不全、肾发育不良、尿路梗阻以及其他先天性畸形等。这是引起婴幼儿慢性肾功能衰竭的重要原因之一，约占小儿 CRF 的 1/3。②后天获得性疾病如肾小球肾炎、肾病综合征、溶血尿毒综合征、紫癜性肾炎等各种原发性、继发性肾小球疾病。遗传性病变如 Alport 综合征、多囊肾等亦是儿童肾衰的常见病因。这些疾病导致的肾衰也占小儿CRF的1/3左右，其临床症状多发生于5岁以后。在致慢性肾衰的肾小球疾病中，以新月体性肾炎、膜增殖性肾炎及局灶性节段性肾小球硬化较为常见。③其他各类肾损伤、肾肿瘤等亦可导致小儿慢性肾功能衰竭。

165. 慢性肾功能衰竭的患儿为什么常常矮小？

约有一半慢性肾功能衰减（CRF）患儿的身高低于同龄儿身高的第3百分位，特别是婴儿期即已有肾功能不全或患CRF病程较长的年长儿。此类患儿的体重虽也减少，但与身高尚成比例。CRF小儿生长迟缓是多种因素联合作用的结果，其中由于食欲不振进而热卡摄入量不足和利用障碍导致的营养不良、严重的代谢性酸中毒和骨代谢障碍被认为是生长障碍的主要原因。然而近年来发现，纠正酸中毒、改善摄入并防治肾性骨病并不能完全纠正这种生长障碍，因此对生长激素（GH）-胰岛素样生长因子-1（IGF-1）轴的研究引起人们的关注。GH促进身体生长是由IGF-1介导的，而肝脏是对GH刺激有所反应而产生IGF-1的主要器官。有研究表明尿毒症时腺垂体分泌GH并不减少，而是机体对GH的促生长活性不敏感。这主要是由于肝脏GH受体的基因表达过少，IGF-1生成减少，IGF与特异性蛋白结合过多因而生物活性受到抑制等原因造成的。动物实验或临床研究均已证实补充生长激素（GH）可以部分纠正机体对GH的不敏感，而使患儿长高，从治疗效果也可证明上述看法是正确的。

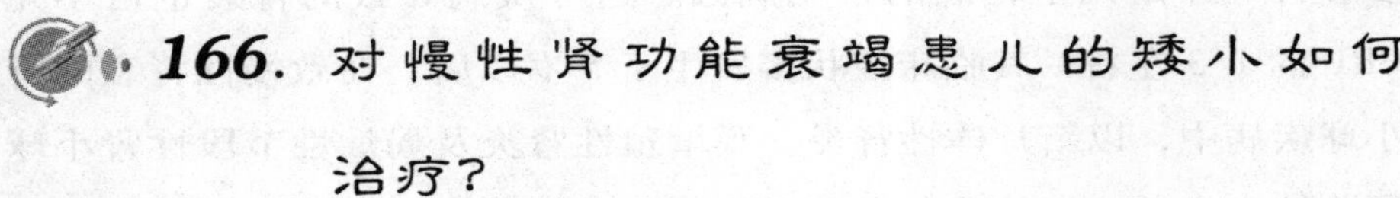

166. 对慢性肾功能衰竭患儿的矮小如何治疗？

对小儿 CRF 生长迟缓的处理，是尽可能纠正其水和电解质异常。特别注意保证热卡摄入，这对小婴儿十分重要，因为他们的中枢神经系统仍处于迅速发育时期。必要时可经过鼻胃管喂入配方奶及相应的营养成分。纠正存在的酸中毒，注意钙、磷和钠的平衡，控制好血压。如果原发病仍需激素治疗，则将激素用量维持在最小有效剂量。

为了纠正尿毒症引起的生长障碍，已开始应用基因重组人生长激素（rhGH）治疗生长迟缓的 CRF 患儿。美国于 1994 年报告显示 17 个小儿肾脏病中心对 125 名生长迟缓的 CRF 儿童用 rhGH 治疗的前瞻性对照研究，治疗 2 年后，治疗组与标准身高的差距从治疗前的-2. 94标准差增至治疗后的-1. 55 标准差，身高落后程度明显改善；而对照组身高，治疗前为-2. 82 标准差，2 年后仍为-2. 91 标准差，说明对照组在 2 年中生长缓慢，身高落后严重程度变化不大，对照组和治疗组间比较有显著差异（$P<0.001$）。同时发现，治疗组在第一年身高增长较快（10. 7 厘米/年±3. 1 厘米/年），第二年较慢（7. 8 厘米/年±2. 1 厘米/年）。另有作者对 20 例 CRF 儿童给予 rhGH 治疗 5 年，也证实 rhGH 在促进各个阶段的 CRF 儿童生长方面是有效的、安全的，不引起内生肌酐清除率的恶化。虽然观察到 rhGH 治疗过程中血胰岛素水平有所升高，但未发现临床不良反应。对于肾移植后的 CRF 儿童应用 rhGH 治疗虽亦有效，但其安全性尚有待于进一步观察，因为一些无对照的临床观察发现 rhGH 治疗可导致急性排异反应及移植肾的丧失。

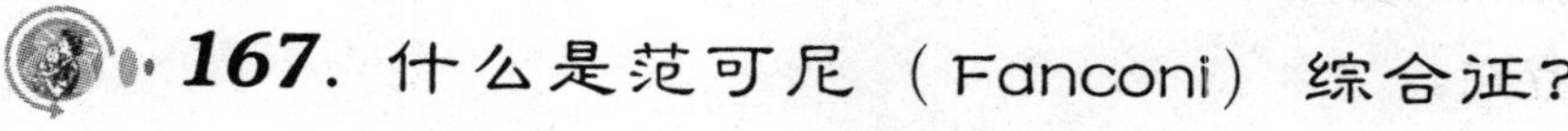

167. 什么是范可尼（Fanconi）综合征？

范可尼（Fanconi）综合征是一种多发性近端肾小管功能紊乱，其特征是尿中大量丢失碳酸氢根、氨基酸、葡萄糖、磷及蛋白质等其他物质，其代谢异常的表现为高血氯性代谢性酸中毒、低血钾、低血磷、多饮多尿、脱水、佝偻病、骨质疏松、生长迟缓等。根据病因不同可分为原发性和继发性两类。

原发性者在小儿多与遗传有关，可表现为常染色体显性遗传、常染色体隐性遗传或性联遗传；也有散发性 Fanconi 综合征存在。

继发性者为继发于先天性代谢障碍、后天获得性疾病或中毒所致。先天性代谢障碍如果糖不耐受症、半乳糖血症、高酪氨酸血症、肝豆状核变性、胱氨酸病、Lowe 综合征等；后天获得性疾病如肾病综合征、甲状旁腺功能亢进、干燥综合征等；维生素 D 中毒、过期变质的四环素中毒、汞、铅中毒等都可导致 Fanconi 综合征。范可尼综合征的治疗基本与肾小管性酸中毒相同。

168. 什么是肾小管性酸中毒？

肾小管性酸中毒（RTA）是一组临床综合征，1936 年首先由 Lightwood 报告显示以来，逐渐引起人们重视。其特征是由于近端肾小管再吸收碳酸氢盐障碍（和）或远端肾小管排泌氢离子功能障碍，因而发生持续性代谢性酸中毒。其主要生化特征是血清碳酸氢盐浓度低、血氯高、阴离子间隙正常、尿 pH 值呈碱性、中性或弱酸性。综合 RTA 临床表现和病理生理基础，将其分为四型：即 RTA-Ⅰ型（远端肾小管性酸中毒）、RTA-Ⅱ型（近端肾小管性酸中毒）、RTA-Ⅲ型（混合型肾小管性酸中毒）和 RTA-Ⅳ型（醛固酮减低、醛固酮抵抗）。RTA 可以是原发的，也可以继发于其他疾病如过敏性紫癜性肾炎、肝豆状核变性等；可以单独存在，亦可合并其他多发性肾小管功能障碍存在。

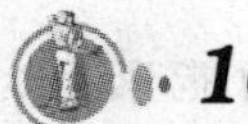

169. 肾小管性酸中毒有哪些临床表现？

根据肾小管性酸中毒的分型不同，临床表现不尽相同，但一般来说 RTA 患儿常常有如下表现：①烦渴、多饮多尿、脱水；②易疲劳、软弱、肌无力、厌食、呕吐、便秘、活动时气急等；③生长发育落后、身材矮小；④肾钙化、肾结石、肾绞痛；⑤顽固性佝偻病，如 X 形或 O 形腿等，骨痛、行走慢、鸭步态；⑥低钾血症、周期性麻痹等。

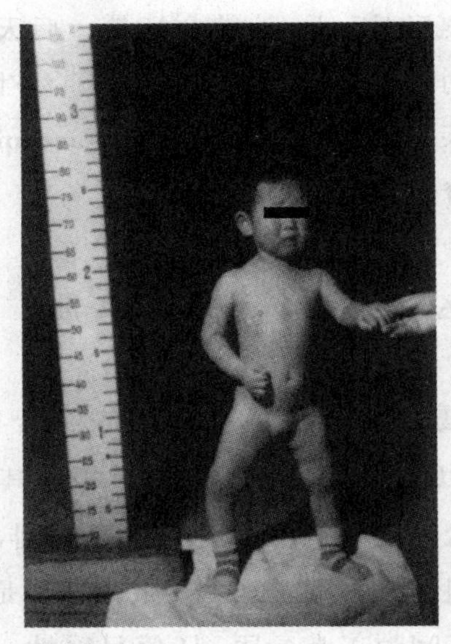

肾小管性酸中毒肾性佝偻病 O 形腿

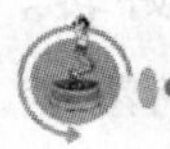

170. 为什么患肾小管性酸中毒的儿童常常身材矮小?

正常情况下肾小球滤过的碳酸氢盐的85%~90%被近端肾小管再吸收，远端肾小管则通过主动分泌氢离子到尿中来维持体内的碱储备和排出代谢的酸性产物，保证人体正常的酸碱平衡。近端肾小管性酸中毒由于近端肾小管再吸收碳酸氢盐的功能有障碍，导致大量碳酸氢盐从尿中丢失；远端肾小管性酸中毒由于泌氢功能受损，导致体内氢离子过多，这两种功能障碍的后果都会造成高血氯性代谢性酸中毒。在酸中毒的内环境下，患儿表现出易疲劳、厌食、呕吐和生长缓慢。远端肾小管性酸中毒患儿体内氢离子的正平衡，尚会导致身体动员骨的缓冲系统，特别是骨骼的主要成分——碳酸钙的分解，以缓冲体内过多的氢离子，因而引起佝偻病或骨软化，骨骼不能正常生长，个子就更不容易长高了。

171. 如何治疗肾小管性酸中毒?

肾小管性酸中毒（RTA）主要应用碱性药物治疗，治疗目的是使血 pH 值及二氧化碳结合力维持在正常范围内。①碱性药物多采用枸橼酸盐混合液（配制方法：100 克枸橼酸钠和 100 克枸橼酸钾溶于 1000 毫升白开水中，每毫升含钾、钠各1毫当量）。治疗所用枸橼酸盐混合液的剂量依 RTA 分型不同而不完全相同：RTA-Ⅰ型所需剂量较小，一般钾和钠离子总量为每日 2~3 毫当量/千克体重，RTA-Ⅱ型所需剂量较大，钾和钠离子总量可达每日 5~15 毫当量/千克体重。一日枸橼酸盐混合液总量应分 4~6 次口服。②在碱性药物治疗同时，可采用低盐及低含硫蛋白饮食，以减少食物中某些酸根的摄入。③根据血钾情况，适当补钾。④伴有佝偻病者，应补充活性维生素 D 制剂，剂量为0.25～0.75微克/天，直到低钙血症及佝偻病明显好转。治疗过程中应密切监测血钙浓度及24小时尿钙排出量，当血钙浓度大于3毫摩尔/升（12毫克/分升）或24小时尿钙排出量高于6毫克/千克体重时，应减少活性维生素D剂量。

172. 什么是低血磷性佝偻病？

低血磷性佝偻病又称低血磷性抗维生素D性佝偻病、家族性低血磷性佝偻病，是由于原发性肾小管回吸收磷功能缺陷所致。多数是性联遗传性疾病，也有少数为常染色体显性遗传和常染色体隐性遗传，但有一半的概率是基因突变的携带者。现在已可做到对疑似病例通过基因突变检测来确诊本病。本病患儿多在生后第2年发病，症状与常见的维生素D缺乏性佝偻病相同，即O形腿、X形腿等骨骼畸形、生长速度慢等，尚可有容易骨折、骨骼疼痛、牙齿发育不良等症状和主诉，骨骼X线片检查也与一般佝偻病相同。血清化验显示血磷明显降低，血钙稍高，碱性磷酸酶增高。

由于维生素D缺乏性佝偻病在北方地区比较常见，它们的临床表现又有很多相似之处，因此常常将低血磷性佝偻病误诊为维生素D缺乏性佝偻病，而延误了治疗。低血磷性佝偻病的特点是：发病比较晚，多在生后第2年；血磷明显降低；常有家族史。

173. 为什么患低血磷性佝偻病的儿童常常身材矮小？

这主要有两方面的原因：①钙和磷是骨骼生长所需要的主要原料，只有当血清钙及磷浓度的乘积大于40时，磷酸钙等钙盐才能在骨骼的干骺端沉积，骨骼长长，人体身高才能增加。而低血磷性佝偻病的基本缺陷是肠道及肾小管对磷的转运缺陷，血磷低是其最主要的生化特点，同时血钙也稍低，这种情况下钙磷乘积很难大于40，骨骼生长必然受影响。②血钙低会刺激甲状旁腺分泌甲状旁腺素（PTH），导致PTH增多，PTH的作用之一是促进骨的溶解，使骨质中的钙动员出来以增高血钙，因此影响骨骼的生长。

174. 低血磷性佝偻病的发病机制是什么？

小儿低血磷性佝偻病多数为遗传性疾病，其发病机制与成纤维细胞生长因子23（FGF23）调控磷的转运缺陷有关。FGF23抑制Na-Pi共同转运体蛋白的表达，导致近曲肾小管对从肾小球滤过的磷的重吸收减少，尿磷增多而血磷降低；同时也减少活性维生素D的产生和增加其降解。常染色体显性遗传的低血磷性佝偻病患者系FGF23基因突变，导致其基因产物裂解点异常，因而影响FGF23裂解，使循环中FGF23增多，从而发生低血磷性佝偻病。PHEX为X染色体上的磷调节基因，其编码的PHEX蛋白可以直接或间接地作用于FGF23，PHEX基因突变可导致性联低血磷性佝偻病。DMP1和ENPP1基因突变会导致常染色体隐性遗传性低血磷性佝偻病。

175. 如何治疗低血磷性佝偻病？

本病的治疗主要有以下三方面：①首选口服补充磷酸盐合剂（一般用磷酸氢二钠和磷酸二氢钾配置），剂量按每日磷元素20~40毫克/千克体重补充，每日量分为4次服，小剂量开始逐渐增至目标剂量；②活性维生素D制剂骨化三醇：每日剂量20~30纳克/千克体重，目标是控制佝偻病，同时要避免维生素D制剂的毒副作用，如高血钙、高尿钙、肾结石、肾钙化等；③如治疗较晚，骨骼已形成畸形，应在12岁以后且佝偻病已基本治愈的情况下做矫形手术。

（魏 珉）

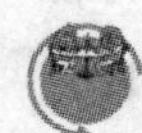

176. 慢性贫血患者是否矮小？

贫血是小儿时期常见的一种综合征，在单位体积周围血液中红细胞、血红蛋白和红细胞压积低于正常值，或其中一项明显低于正常，均称贫血。贫血可造成组织缺氧，因而对各器官均会有一些影响。如循环与呼吸系统组织缺氧、出现呼吸和心率加快，心肌缺氧严重可发生心力衰竭；脑组织缺氧可见精神不振、嗜睡、烦躁、注意力不集中、神经精神发育迟缓、智力减退、头痛、头晕等；消化系统可见食欲不振、消化功能减退，恶心、腹泻等。贫血还是一些感染性疾病的诱因，这些都可影响小儿的生长发育。贫血影响生长发育的程度与贫血的轻重及持续的时间有关，长期慢性的贫血生长发育迟缓明显。所以要及时发现贫血、寻找贫血的原因，给予正确的治疗，尽快纠正贫血。

慢性贫血引起生长障碍较明显的疾病是地中海贫血综合征和镰状细胞病。

地中海贫血综合征又称海洋性贫血，在我国常见于广东、广西、海南、云南、贵州、四川及香港等地，是由于一种或多种珠蛋白肽链合成受阻或完全抑制，导致血红蛋白成分组成异常引起的慢性溶血性贫血。病情的轻重与此贫血的不同类型和发病年龄的早晚有关，发病年龄越早，病情越重。严重的患者需每3~4周输血一次维持生命。患儿开始生长尚可，随年龄增长伴有骨骼的改变，食欲不振、生长发育停滞或落后、性发育延迟、女童初潮出现晚。即使维持足够的血红蛋白水平，仍影响正常生长。此类患者垂体-性腺轴功能受损，促黄体生成激素（LH）和促卵泡成熟激素（FSH）缺乏，偶有甲状旁腺功能低下。生长激素正常，但血中生长介素水平降低。

镰状细胞病是一种常染色体显性遗传的溶血性疾病，我国少见。患者多见于婴儿期（3~6个月）至2岁发生溶血性贫血和疼痛危象，患者生长发育迟缓，四肢细长，性功能和第二性征发育延迟。但生长障碍的有关因素尚不清楚，研究显示生长发育延迟和贫血程度、贫血危象及呼吸道感染发生的频率关系不大。

177. 慢性感染影响身高增长吗？

感染性疾病特别是细菌感染可影响全身的代谢及食物的消化吸收，所以慢性的或再发性感染有时也会影响身高的增长。

常见的慢性感染有慢性细菌性痢疾、慢性肠炎、结核病、肾盂肾炎、支气管扩张等，这些疾病有的是直接影响消化功能，导致营养丢失和吸收功能减低；有的是与营养不良之间常互为因果，感染造成厌食，影响食物的摄入，感染时分解代谢增加，慢性的消耗使营养缺乏加重，各种维生素、矿物质和蛋白质的不足进一步导致免疫功能低下，使得感染不易控制，形成恶性循环，故可联合和协同的影响小儿的正常发育。另外，有些感染造成了器官的损害，如肾脏损害、肝脏和肺脏的损害，也会影响生长发育。

感染治疗后能否赶上正常生长，取决于发病年龄。生后2年内生长最快，在此时发生慢性感染或再发感染，生长落后明显，且追赶比较困难。所以，生后注意小儿的卫生保健，定期健康体检，加强营养，增强机体抵抗力，预防感染，及时正确地治疗感染性疾病非常重要。

（孙淑英）

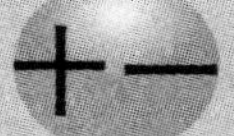

十一 其他引起矮小的内分泌疾病

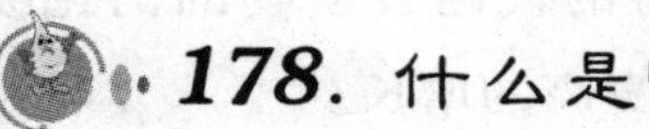

178. 什么是性早熟？

性早熟是一种青春期发育的异常，表现为青春期的特征如生长突增、生殖器官及性征的发育成熟等均比同龄儿童明显提前。我国定为男孩9岁以前、女孩8岁以前出现第二性征或女孩10岁以前月经初潮。不同种族有一些差异。本病近年已成为最常见的小儿内分泌疾病之一，女孩发病明显多于男孩。女孩第二性征为：乳房发育、阴毛和月经出现；男孩有睾丸增大、阴茎增长（大）、阴毛出现、声音变粗、面部痤疮等。性早熟分为真性（完全性）性早熟和假性（不完全性）性早熟。

179. 什么是真性性早熟？

真性性早熟又称中枢性或GnRH依赖性性早熟，具有与正常青春发育类同的下丘脑-垂体-性腺轴发动、成熟的程序性过程。正常的生理性青春期出现是由下丘脑-垂体-性腺系统功能活动引起的。儿童到青春期发育年龄下丘脑释放促性腺激素释放激素增多，促性腺激素释放激素刺激腺垂体分泌促性腺激素（黄体生成素和卵泡刺激素），受促性腺激素的刺激致性腺发育并分泌性激素睾酮（T）和雌二醇（E_2）。由中枢向下行系统作用，继而出现第二性征。

真性性早熟是下丘脑-垂体-性腺系统功能异常提早开始，多数原因不明，考虑为特发性，女孩多见，绝大多数在4~8岁之间，发育顺序与正常青春发育相似，但提前并加速。有一部分为中枢神经系统病变，如病毒性脑炎、脑膜炎或下丘脑、垂体、松果体部位肿瘤、脑外伤等，再有就是原发性甲状腺功能减退也可出现。

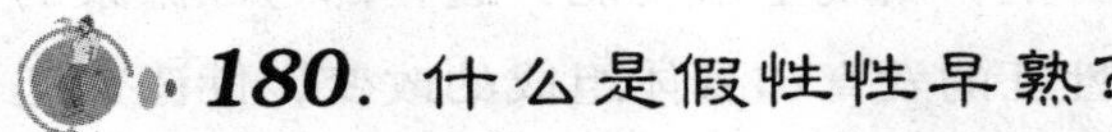

180. 什么是假性性早熟？

假性性早熟也称外周性或非GnRH依赖性性早熟，只有第二性征的早现，不具有完整的性发育程序性过程，由于内源性或外源性性激素的作用导致生殖器官提早发育，第二性征提早出现。只是血液中存在大量性激素，下丘脑-垂体并未启动，故不具备生殖能力。

性激素过早、过度分泌是由于周围内分泌腺（睾丸、卵巢或肾上腺皮质）病变引起，如性腺肿瘤：卵巢囊肿、睾丸间质细胞瘤；肾上腺疾病引起，如肾上腺皮质增生症或肿瘤等；也可是一些先天性疾病，如家族性高睾酮血症、麦克奎恩-奥尔布莱特综合征。

现在因摄入外源性激素所致本病逐渐增多，主要是因摄入含性激素的药物或食物，如误服避孕药及食用蜂皇浆、花粉、鸡胚、蚕蛹等，或由于长期服用雄性激素或雌性激素类药物以及服用所谓补品，同样可产生性早熟的表现，如乳房发育、乳晕色素沉着（男、女均可出现），女孩还可出现小阴唇色素沉着，阴道分泌物增多，甚至阴道出血。这种性早熟和下丘脑-垂体-性腺轴系统无关，即性发育不是按正常顺序进行。

还有一种现象为单纯的乳房发育和单纯的阴毛早现，不伴有其他性征，称为部分性性早熟。

181. 为什么性早熟患者最终身高偏矮？

青春期是由儿童过渡到成年的时期，是人类个体发育中必然经历的过程，青春期开始于生长突增，第二性征发育出现，终止于骨骺完全闭合，躯体停止生长，性发育成熟。青春期是人生长发育的最后阶段，也是决定个体体格、体质和智力水平的关键时期。

青春期主要表现是出现第二次快速生长期（生长突增）和第二性征开始发育，出现明显的性区别，出现生殖功能，这些都与性激素的分泌有关。性激素促进第二性征的发育和身体组成的改变，性激素还直接作用于骨骺生长板促进骨骺闭合。

性早熟患儿由于性激素提前大量分泌，使生长突增提前出现，骨龄比实际年龄提前，造成青春前期的生长时间减少。又由于性激素的刺激，使骨骺早期闭合，生长早期停止，整个生长期缩短，造成成年最终身材矮小。由于青春期的提前出现，孩子在开始阶段要比同龄孩子高，家长往往不会认为孩子会矮小，但由于生长很快停止，待其他孩子开始生长突增时，早熟的孩子就显示出身材的偏矮。所以家长不仅要关心生长的速度，也一定要关心孩子的性发育情况。

182. 性早熟如何治疗?

首先要解除患儿和家长的思想负担，详细解释性早熟发生的原因和早期治疗的必要性，注意保护儿童，避免受到身心伤害。如果确诊性早熟病因的，要针对病因治疗。比如，肿瘤患儿应及早手术切除及进行相关治疗。

对特发性性早熟的治疗，目前最有效的药物是促性腺激素释放激素拟似物，它可以抑制垂体的促性腺激素分泌，使体内性激素水平下降。此类药物有亮丙瑞林、曲普瑞林等，均为注射剂，必须在有治疗经验医生指导下应用。一般首剂剂量可偏大，两周后加强 1 次，以后每 4 周 1 次。维持量因人而异。开始治疗两周后，部分患儿可出现阴道出血。治疗中应定期监测，至少每 3 个月复查一次，测量身高，观察性征变化，测量性激素水平，测垂体-性腺轴系统受抑制指标，半年复查1次骨龄。治疗效果表现为延缓骨龄的成熟，以利于增加最终成年身高。此类药物的抑制作用为高度可逆性，停药后即可恢复性发育进程。近期不良反应很少，远期观察也未发现明显问题。

为改善性早熟患儿的最终身高问题，在应用促性腺激素释放激素拟似物的同时还应联合应用生长激素治疗。临床实践证明，两者联合治疗对改善性早熟患儿的身高确有明显的效果。所以对治疗中身高增长速度明显减慢，特别是性征和骨龄明显提前、身高又低于同龄儿和预测身高较低的患儿，一定要采取联合治疗的方法。

183. 什么是皮质醇增多症？

皮质醇增多症又称库欣综合征，是由于各种原因引起的肾上腺皮质长期分泌过量皮质醇所致，表现为肥胖伴有高血压、身高生长速度缓慢等一系列症状。皮质激素对全身代谢有明显影响。由于皮质激素分泌过多引起代谢的改变，葡萄糖异生增加伴有蛋白质分解和脂肪堆积，导致患儿进行性肥胖、脸圆形（称满月脸）、两颊红润、下颌、颈部、背部和腹部脂肪堆积而隆起、四肢相对地较细小，重下颌、水牛背及向心性肥胖、胸腹部比四肢为胖、生长速度缓慢或停滞、身材较矮、皮肤变薄、大腿和臀部出现皮肤紫纹或出血点、抵抗力下降易感染。有些患儿出现乳房发育，有些伴有高血压、骨质疏松和智力减退等症状。青春期发育大多延迟，女孩可见继发性无月经。

184. 疑似皮质醇增多症患儿要做哪些化验检查？

临床上要取血检查空腹血糖、血浆皮质醇浓度，由于皮质醇为脉冲式分泌，故取血应在早晨8点、下午4点，也可在午夜12点。测定24小时尿游离皮质醇浓度和17-羟类固醇排泄量。过夜地塞米松试验，用于筛选肾上腺皮质功能是否正常。

小剂量地塞米松抑制试验和大剂量地塞米松抑制试验，医生根据临床表现考虑选择其中一种。一般来讲，该患儿的血皮质醇和尿游离皮质醇浓度增高，17-羟类固醇排泄量也增高。血ACTH测定，ACTH依赖性的皮质醇增多症患儿血中ACTH有不同程度的升高。肾上腺皮质肿瘤，不论是良性还是恶性的，ACTH水平都低于正常低限。

185. 皮质醇增多症的病因是什么？

此病在小儿少见，原因有肾上腺皮质肿瘤、增生或垂体及下丘脑功能紊乱，分泌促肾上腺皮质激素（ACTH）过多引起。婴儿发病多为肾上腺皮质的功能性肿瘤，其中大部分是恶性皮质癌。8岁以后患病的半数是由垂体ACTH腺瘤或微腺瘤引起的双侧结节性肾上腺皮质增生。偶见异位肿瘤（非肾上腺）分泌ACTH所致者称异位ACTH分泌综合征。

186. 如何治疗皮质醇增多症？

首先医生要根据病情，弄清皮质醇增多症的病因，如为肾上腺肿瘤和癌，必须实施手术切除。如双侧肾上腺皮质增生时，原发病变常在垂体或下丘脑，做蝶鞍微小手术切除垂体小腺瘤，但此手术需要具备较高技术的神经外科医生来做才能成功。少数患者可能复发。如有垂体微腺瘤还可以放疗，复发率低，较方便。近年来，有用药物治疗双侧肾上腺增生的病例，如应用赛庚啶和溴隐亭等。

187. 什么是先天性肾上腺皮质增生症？

先天性肾上腺皮质增生症又称遗传性类固醇合成缺陷病，是一组

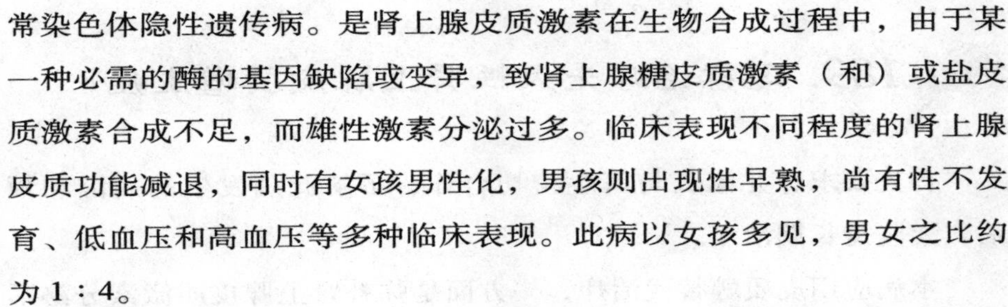

常染色体隐性遗传病。是肾上腺皮质激素在生物合成过程中，由于某一种必需的酶的基因缺陷或变异，致肾上腺糖皮质激素（和）或盐皮质激素合成不足，而雄性激素分泌过多。临床表现不同程度的肾上腺皮质功能减退，同时有女孩男性化，男孩则出现性早熟，尚有性不发育、低血压和高血压等多种临床表现。此病以女孩多见，男女之比约为1：4。

188. 先天性肾上腺皮质增生症的临床表现如何？

综上所述，由于基因缺陷的酶不同，临床表现也各异。如21-羟化酶、17-羟化酶、3β-羟类固醇脱氢酶及20，22-碳链酶缺陷者可伴有低血压等症状。现将最多见的21-羟化酶缺陷患儿的临床表现重点说明。外生殖器出现女性男性化和男性性早熟。女孩表现为阴蒂肥大，大者如男性阴茎，可勃起，大阴唇类似男性阴囊，但无睾丸，易误认为是尿道下裂或隐睾。尽管女性外生殖器有不同程度的两性畸形，内生殖器发育仍为女性，有卵巢、输卵管、子宫和阴道，但到青春期无女性特征，无乳房发育和月经来潮。患儿生长速度比正常儿童快，骨龄发育成熟早，骨骺提前闭合。皮肤粗糙、四肢肌肉发达、说话音调低沉、身材矮小而强壮、活跃得像个男孩。男性患儿1~2岁后外生殖器明显增大变粗，容易勃起，但睾丸大小与年龄相符，过早出现阴毛、腋毛、胡须及面部痤疮，颈前喉结明显，说话声音低沉，生长速度快，身长超过同性别同年龄儿童，骨龄超过实际年龄，骨骺闭合早。四肢肌肉发达，但最终身高低于正常人。

如为失盐型，患儿多在生后10天左右出现呕吐、腹泻、脱水和酸中毒，皮肤色素加深，出现低钠、高钾和低血糖，如不及时治疗可导致休克和循环衰竭。

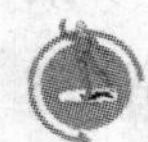 189. 怎样治疗先天性肾上腺皮质增生症？

首先要求患儿家长与医生密切合作，了解此病发生的病因和预后，要坚持长期治疗。

本病应用皮质醇替代治疗，一方面是弥补肾上腺皮质激素分泌不足，另一方面是为了抑制过多的ACTH的分泌，从而减少雄性激素的过多产生，阻止男性化的发展，使孩子能正常发育，青春期正常萌生。但用量必须适当，需经常进行调整。如剂量过小，对ACTH抑制不足，雄性激素产生仍然过多，骨骺早期闭合，影响最终身高。如剂量过大，皮质激素有分解蛋白质作用，对生长不利。

氢化可的松比较接近生理分泌的皮质醇激素，而泼尼松和泼尼松龙也可应用，但其抑制生长的作用更强一些。皮质醇的生理分泌量大约为每天12.5毫克/平方米体表面积（mg/m^2），由于口服后肠道仅吸收50%，故氢化可的松口服剂量应为两倍生理分泌量，用量范围为每日15~20 mg/m^2，分3次，每8小时1次。用醋酸可的松代替治疗时，用量为每日30 mg/m^2，分3次口服或每天16 mg/m^2，肌内注射，但吸收较慢。如患儿因感染发热时，不能停用激素，而且为增加应激反应，可根据病情将皮质醇剂量增加1~2倍。有的医生为抑制ACTH释放，主张患儿入睡前服用全天剂量的2/3，余1/3在早晨服用。这种服药方法希望能以最小有效量达到最好的抑制作用。

失盐型患者如有电解质紊乱时，应给高盐饮食和醋酸去氧皮质酮肌注或氟氢可的松每日0.05~0.2毫克口服。

经过治疗的患儿应定期随访，根据年龄和治疗后反应，需要3~6个月复查1次。为观察用药的效果，需进行以下检查：①身高和发育；②骨龄；③雄性激素分泌；④血清钾钠。女孩阴蒂增大，激素治疗不能消退，需手术治疗，完全切除阴蒂。手术最适宜年龄为6个月~1岁。

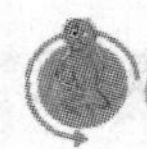 190. 什么是糖尿病侏儒?

儿童期患糖尿病多为1型糖尿病，即胰岛素绝对缺乏糖尿病。患糖尿病儿童，如果治疗不当，极大地影响儿童的智力和体格发育。此病必须在医生指导下，进行长期有规律和定时地注射胰岛素治疗。患儿家长必须了解糖尿病治疗的长期性和艰巨性。如果儿童期糖尿病病程长，治疗不规律，方法不当，导致病程不能控制，可发生生长速度减慢，生长落后、身材矮小、智能发育迟缓、肝脾肿大等，称为糖尿病侏儒（Mauhiac 综合征）。

糖尿病的病因是多因素的，即先天遗传性及后天环境因素所致。特别是近年来因生活方式变化，肥胖儿童的发病率明显增高，儿童和青少年2型糖尿病有逐年增高的趋势。

儿童患糖尿病，初期常见多饮、多尿、多食、体重减轻，还可见乏力。如果发生无原因的昏迷、脱水、酸中毒，更要考虑除外糖尿病酮症酸中毒。实验室检查可见尿糖阳性，血糖增高。随时测血糖≥11.1毫摩尔/升（mmol/L）(>200 毫克/分升)，空腹血糖>6.1mmol/L（110 毫克/分升）。

糖尿病的治疗强调综合治疗，包括糖尿病患儿胰岛素治疗、饮食治疗、运动锻炼、精神支持及对患儿的长期管理和教育。把糖尿病知识教给患儿和家长，使他们参加糖尿病的治疗和管理，从而使糖尿病得到良好的控制。治疗目标应达到控制代谢紊乱，消除临床症状，使全天血糖保持正常或接近正常，防止发生严重的急性并发症（酮症酸中毒、低血糖）和慢性并发症（糖尿病肾病、眼病、神经病变等），保证患儿的正常生长发育和性成熟。保持良好心态和体能，提高患者的生活质量。

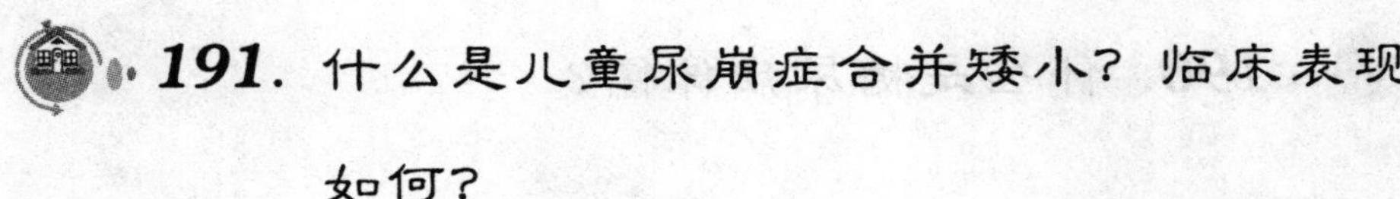

191. 什么是儿童尿崩症合并矮小？临床表现如何？

儿童尿崩症主要表现为烦渴、多饮、多尿，每天尿量可达4~10升。饮水成为惟一嗜好，饭可以不吃，但必须饮水，夜间也起床饮水，排尿次数及尿量增加，尿色清白。由于饮水多、进食少、食欲差、消瘦、便秘、皮肤干燥、汗少、口干、发病时间长，可出现儿童生长速度减慢，身高和骨龄发育迟缓，身高低于同龄同性别儿童。

原发性尿崩症约占尿崩症的30%，其原因可能是下丘脑视上核与室旁核神经内神经细胞减少，少数为家族性遗传。

继发性尿崩症主要继发于颅内肿瘤、畸形、外伤、感染和手术等，其中颅咽管和松果体瘤占多数。

实验室检查：尿比重低，常在1.006以下（1.001~1.005）。限水试验阳性。应用抗利尿激素治疗（ADH）有效。疑似尿崩症患儿，要做头颅CT或磁共振成像（MRI）检查，以除外肿瘤。

中枢性尿崩症的治疗，主要应用激素替代治疗，即用鞣酸加压素（长效尿崩停）注射治疗。口服药物精氨酸加压素衍生物（弥凝）效果良好，作用时间长，副作用少。还应减少食盐，避免高蛋白饮食。继发性尿崩症源于肿瘤者，可施手术切除。

（杜永昌　孙淑英）

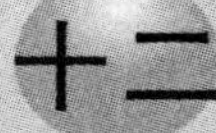

十二 遗传及先天性疾病

192. 哪些遗传病和先天性疾病可致身材矮小？

下列遗传性疾病可导致身材矮小：①内分泌病，如生长激素缺乏症、单纯性生长激素缺乏症、先天性甲状腺功能减退症等；②染色体病，如唐氏综合征、13-三体综合征、18-三体综合征、Turner 综合征等；③遗传代谢病，如黏多糖贮积症、黏脂贮积症、范可尼综合征、低血磷性佝偻病、维生素 D 依赖性佝偻病、糖原贮积症和肾小管性酸中毒等；④遗传性畸形综合征，如 Bloom 综合征、deLange 综合征、Dubowitz 综合征、Laurence-Moon-Biedle 综合征、Russell-Silver 综合征、Hallermann-Streiff 综合征、Prader-Willi 综合征、早老症、脑眼肾综合征、窒息性胸廓发育不良等；⑤遗传性骨病，如先天软骨发育不全、先天成骨发育不全、颅锁骨发育不全、脊柱骨骺发育不全等；⑥胎内感染综合征，如胎儿风疹综合征、胎内弓形虫感染、胎儿酒精综合征、胎儿巨细胞包涵体病等。

193. 什么是遗传病？

凡由于生殖细胞或受精卵里的遗传物质［去氧核糖核酸（DNA）、核糖核酸（RNA）和线粒体 DNA］发生变化而引起的疾病都称为遗传病。遗传病是按垂直方向往下传递的，遗传病都是先天性疾病，但先天性疾病不一定是遗传病，因为先天性疾病不一定有遗传物质的改变。如母亲孕期缺碘，出生的孩子智力低下，属于先天性疾病。遗传病有家族性发病现象，但家族性疾病不一定是遗传病，有些传染病（如结核病）或营养不足均可造成家族性发病。

194. 遗传病一般分为哪三类？

遗传病一般分为以下三类：①单基因病；②多基因病；③染色体病。

195. 什么叫单基因病？

单基因病是由于单个基因或一对等位基因突变所致。基本上按孟德尔定律遗传。单基因病又分为：常染色体显性遗传，常染色体隐性遗传，X 连锁隐性遗传，X 连锁显性遗传，线粒体遗传等五种遗传方式。

196. 什么叫多基因病？

多基因病是由多个基因（其中有一个主要基因）及环境因素共同决定的，多数为常见的先天畸形或疾病，发病率大多超过 1/1000。此病的发生有一定遗传基础，常有家族性发病倾向。多基因病的发病不是取决于一对基因，而是几对基因共同作用的结果，在遗传特征中往往出现累积作用，每对基因无显性和隐性之别，而且作用微小，所以遗传方式没有上述单基因遗传病的特点，而且受环境因素的影响，属于多基因遗传的正常性状有身高、肤色、智力和血压等，属于多基因遗传的病理性状有某些先天畸形、高血压、消化道溃疡病、精神分裂症、糖尿病和心脏病等。

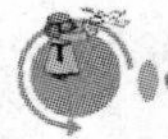

197. 常染色体显性遗传有什么特点？

遗传基因位于常染色体，基因性质为显性。显性基因只要有一个，即能表现。因此，杂合子也出现症状。以下是其遗传的家系特点：

（1）连续几代发病，即每一代都有患者，但偶尔也出现隔代遗传现象，其理由见（6）。

（2）患者的父母中必然有一个是患者，如果父母都不是患者，那么患儿是新生基因突变所致。

（3）患者的下一代的再现率为50%。再现率指患者的子女患同样遗传病的概率。

（4）患病与性别无关，男女患病率相等。在患者家系中不患病的个体的下一代也不患病。

（5）如果父母都正常，而有一个患儿，则下一个孩子患病的可能性不大。

（6）这种遗传病的表现与该病的表现度和外显率有关。表现度指在不同的个体中由同一基因产生作用的严重程度不同。如马方氏综合征主要累及三大系统：骨骼（肢体细长）、眼（晶体脱位）、心血管（夹层动脉瘤），但有些患者只具备其中的1~2个症状。外显率是指具有显性基因的杂合体或隐性基因的纯合体所产生的可检出遗传病的百分率。外显率和表现度的差异性很大，有的患者具有致病基因但不外显，外表如正常人，有的表现度极低，以致易被忽略，因而可出现隔代遗传现象。

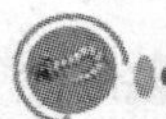

198. 常见的常染色体显性遗传疾病有哪些？

软骨发育不良（或不全）、成骨不全、马方综合征、多发外生骨疣、成人型多囊肾、神经纤维瘤病等。

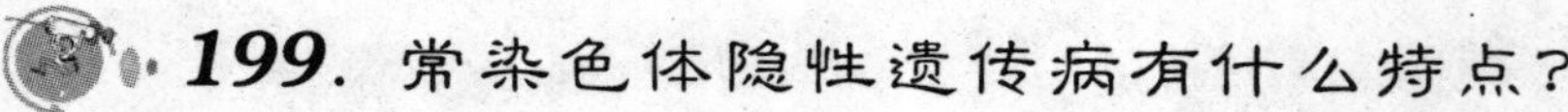

199. 常染色体隐性遗传病有什么特点？

常染色体隐性遗传病的致病基因位于常染色体，基因性质为隐性，个体仅存在一个致病基因即在杂合状态时，并不发病，只有致病基因成纯合状态时，即两个等位基因均发生缺失或突变时，才导致基因功能改变而产生疾病。因此隐性遗传病的患者都是两个致病基因的携带者；患儿从父母获得的都是突变（或缺失）基因，父母都是杂合子，即父母都带有一个正常基因和一个突变（或缺失）基因。这种遗传病的家系特点是：①父母、上几代或旁系亲属中无同样患者。父母表型（即外部表现）正常，但都是杂合子，是致病基因携带者；②患者的同胞中出现同样疾病的概率是25%；③近亲婚配的后代中发病概率显著增高；④发病与性别无关。

200. 常染色体隐性遗传病有哪些？

常见的有：肝豆状核变性、苯丙酮尿症、黏多糖贮积症（除黏多糖贮积症Ⅱ型）、糖原贮积症（除糖原贮积症Ⅸ型）、21-羟化酶缺乏症、脊肌萎缩症等。

201. X连锁显性遗传基因有什么特点？

这种遗传病致病基因位于X染色体，基因性质为显性，因此男女都发病。由于女性有2个X染色体，因此女性发病率从理论上讲比男性高一倍，但女性的症状较轻，因为还有一个正常的等位基因具有代偿功能。

家系特点有：①男女都发病，女性发病率高于男性，但症状较轻；②女性患者的下一代中，女儿50%发病，儿子50%发病；③男性患者的女儿全部发病；④没有男性传递给男性的现象，这是与常染色体显性遗传的区别之处。

202. 常见的X连锁显性遗传病有哪些？

常见的X连锁显性遗传病有低血磷性佝偻病、葡萄糖-6-磷酸脱氢酶缺乏症等。

203. X连锁隐性遗传病有什么特点？

致病基因位于X染色体，基因为隐性，由于女性有两个X染色体，如果只带有一个致病基因，另一个是正常的等位基因时，正常的基因有补偿作用，因此不发病。男性只有一条X染色体，X染色体上带有一个致病基因时，就出现症状。因此这一类病的患者绝大部分为男性，女性极少。当两个X染色体上的等位基因都有缺陷时，或一条染色体上带有致病基因，另一正常X染色体失活时（受精卵在分裂早期，一部分细胞中的X染色体失去活性，即无功能）才发病。有以下家系特点：①男性发病率远远超过女性，即一般是男性发病，女性不发病，而男性患者的母亲往往是致病基因的携带者，没有症状；②母亲如为致病基因携带者，儿子中有50%的概率得病，女儿中50%的概率为致病基因携带者；③男性患者的儿子全部正常，女儿全部为致病基因携带者；④不患病的男性不带有致病基因，不遗传疾病；⑤无男性遗传男性现象。

204. 常见的X连锁隐性遗传病有哪些？

血友病、杜氏进行性肌营养不良、Alport综合征、肾上腺脑白质营养不良、无汗性外胚层发育不良、红绿色盲、眼脑肾综合征、Lesch-Nyhan 综合征、睾丸女性化等。

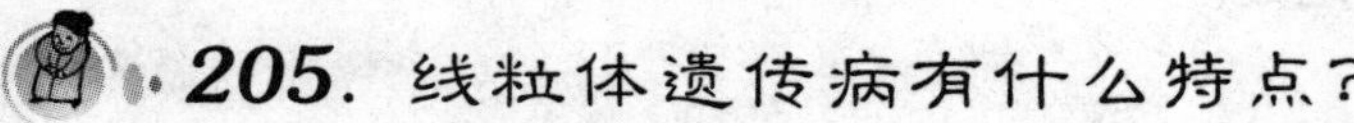

205. 线粒体遗传病有什么特点？

线粒体是位于有核细胞的细胞核外的一种重要的细胞器，与机体能量代谢及许多中间代谢有关。其形态、大小、数目随细胞种类而异。线粒体也具有 DNA 和遗传性。线粒体病是指线粒体 DNA 缺陷，即线粒体 DNA 重复、缺失或突变所造成的疾病。位于线粒体的致病基因，呈母性传递方式，男女两性均可患病。

206. 常见的线粒体遗传病有哪些？

常见于神经系统疾病及肌病，如氨基糖苷类药所致耳聋、Leber 遗传性视神经病、线粒体脑肌病伴乳酸血症和卒中样发作综合征、肌阵挛癫痫-破碎红色肌纤维综合征、Ke-arns-Sayre 综合征、Leigh 病及肉碱缺乏综合征等。它们共同的临床表现为智力、运动发育迟缓、智力低下、身材矮小、肌张力低下。血液乳酸及丙酮酸的测定有助于诊断，肌肉活检可进一步帮助确诊。目前对这组疾病仅仅是对症治疗。

207. 什么是遗传代谢病？

人体的生命活动是由体内不断地进行生化代谢维持的，生化代谢依靠酶及各种蛋白进行，如果某种酶或结构蛋白由于先天原因缺乏或不足，就能导致代谢紊乱，所致的疾病称为遗传代谢病。这类疾病在人体各器官中以神经系统受累者最多，有学者研究发现，在人类基因组所包含的 3 万~4 万个基因中，至少有 1/3 在神经系统中表达。遗传代谢病可分氨基酸、有机酸代谢病、线粒体疾病、黏多糖贮积症、黏脂贮积症、糖原贮积症、范可尼综合征、低血磷性佝偻病、肾小管性酸中毒等及影响脑白质及灰质的遗传病。这些疾病的发病原因虽然不同，但其临床表现往往无特异性，需借助特殊的实验室检查方能确诊。这些疾病虽然每种发病率不高，其综合发病率往往在千分之几，但严重影响小儿运动和智力发育，致残率很高，在临床上常表现出进行性智力倒退、智力低下、体格发育障碍以及运动功能异常，如能尽早发现，特别是在产前或临床症状尚未出现前做出诊断并采取相应的治疗措施，就能避免这些损害，甚至可使患儿生长发育如同正常儿童。目前，能做出生前和出生后诊断的这类疾病已达数百种。

208. 婴幼儿期出现哪些症状，就要怀疑有遗传代谢病的可能？

婴幼儿遗传代谢病如能在新生儿期发现，及时治疗，对有些患儿的智力、运动发育不会造成影响，以后能如正常儿童一样生活、学习。

出现哪些症状就要注意有代谢病的可能呢？

在新生儿期，如果出现嗜睡、反应差、吃奶不好、呕吐、腹泻、惊厥、肌张力过高或过低等症状和体征及足月儿生后 24 小时以内出现黄疸且持续两周以上仍不消退，而不能用其他新生儿疾病解释者，均要注意有本类疾病的可能性。

在婴幼儿期，如果有智力、运动发育障碍，出现智力低下、惊厥、肢体瘫痪、肌张力异常、共济失调、肝脾肿大，甚至尿有异味者，一定要去小儿神经科医生处检查。

由于多种遗传代谢病的临床表现类似，无特异性，故需特殊的实验室检查，方能明确诊断。经过检查后，如果婴幼儿确患有某种遗传代谢病，母亲在下次怀孕时，密切观察，进行产前诊断，一旦发现胎儿有某种遗传病，应接受遗传咨询。

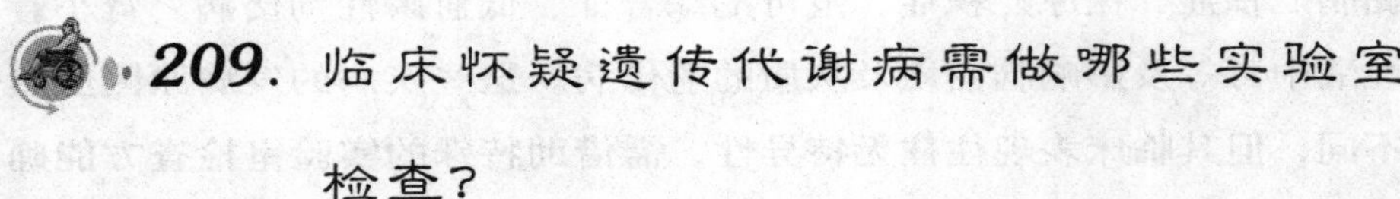

209. 临床怀疑遗传代谢病需做哪些实验室检查？

当临床上怀疑为遗传代谢病时，应做以下检查：

（1）常规的血液及全套生化检查可提供诊断线索　如无法解释的酸中毒、阴离子间隙增加、低血糖、酮症等。

（2）尿液颜色反应　如尿三氯化铁试验可用于常见氨基酸代谢病初筛，氰化物硝普钠试验检测胱氨酸尿症，同型半胱氨酸尿症，甲苯胺蓝协助诊断黏多糖贮积症等。

（3）血、尿层析协助诊断氨基酸病及黏多糖贮积症。

（4）酶活性测定　酶活性测定是最可靠的病因诊断方法之一。采取血清、白细胞、皮肤或成纤维细胞、肝肾组织等做酶活性测定，可以确诊疾病，利用培养的羊水细胞或绒毛细胞可以做产前诊断，防止患儿出生。

（5）气相色谱-质谱联用技术　将可疑患儿的血尿样品进行处理后，经气相色谱-质谱分析可以诊断有机酸血症。

（6）串联质谱联用技术　串联质谱联用技术近年来发展很快，只要数滴血就可对一个样品进行几十宗代谢产物分析，可以协助诊断30余种遗传代谢病，可用于氨基酸病、有机酸和脂肪酸代谢病筛查，在出现症状前获得诊断，及时治疗。此技术国外已广泛使用，国内也正在推广。

（7）基因分析　染色体DNA和线粒体DNA的突变基因分析可用于遗传代谢病的诊断、分型和遗传咨询，并可用于出生前诊断。

（8）基因芯片技术　基因芯片技术是根据DNA碱基互补原理，将一组基因探针涂抹在芯片上，再将待测的DNA与之杂交、洗脱，获得诊断。此技术有广阔的应用前景，但目前还有一些关键问题亟待解决，还不能供实验室应用。

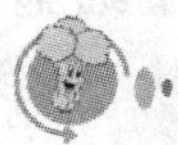

210. 怎样治疗遗传代谢病?

截至目前，有不少遗传代谢病尚无特殊有效治疗方法，特殊治疗目前只限于少数遗传性疾病。治疗原则应是禁其所忌、去其所余、补其所缺。例如，苯丙酮尿症患儿要限制苯丙氨酸的摄入，但又要保证正常生长发育的需要，所以应用低苯丙氨酸饮食，选择苯丙氨酸含量较低的食物（226 题），以减少苯丙氨酸及其代谢产物在身体内的蓄积，造成脑损伤。对半乳糖血症患儿，一旦确诊后就应严格限制饮食，禁止任何乳制品及含半乳糖的食物（228 题），以免半乳糖代谢物在体内各器官，特别是脑内的蓄积。去其所余是指用螯合剂将体内有毒产物排出，例如，对肝豆状核变性患儿使用青霉胺，可螯合体内多余的铜，促使尿铜排泄，减少铜在脑、肝、角膜等组织的沉积。

某些氨基酸和有机酸代谢病时，维生素作为辅酶，可能增加有缺陷的酶的活性。现已发现 20 余种先天性代谢异常病可用维生素治疗，如对维生素 B_{12}依赖性的甲基丙二酸尿症，可用维生素 B_{12}治疗，能获得满意效果。补其所缺：许多遗传代谢病是因酶缺陷引起代谢紊乱，理论上补充所缺的酶可以纠正代谢紊乱，由酶缺陷引起的疾病可用外源性酶的替代疗法治疗。但实际上有很大困难，因酶制品的制备非常复杂，涉及多种技术。目前仅有少数溶酶体贮积症用上酶疗法，取得病情改善，如戈谢病是由于 β-葡萄糖苷脂酶缺乏所致，20 世纪 90 年代开始一些学者给患者静脉输入 β-葡萄糖苷脂酶后，患者临床症状有所改善，但仍不是根治，费用很高，不能普遍使用。近年来针对黏多糖贮积症Ⅰ型、Ⅵ型、Ⅱ型等使用的酶替代治疗在国外已经陆续上市，患者一般情况均得到显著改善。

基因治疗：最理想的方法是在受精卵发育初期，取出一个卵细胞将缺失的基因注射到卵细胞内再送回胚胎，使发育的个体内具有此种基因，但还处于研究阶段。目前使用干细胞移植、骨髓移植、器官移植等也是一种基因治疗，黏多糖贮积症Ⅰ型患者经骨髓移植或干细胞移植获得成功，国内外均有报告。

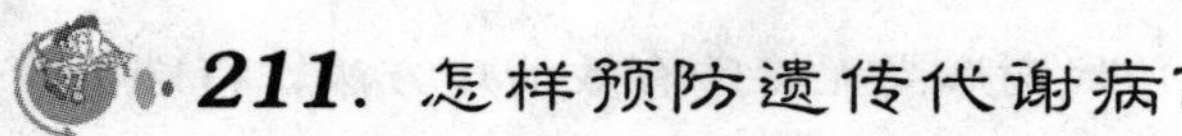

211. 怎样预防遗传代谢病？

由于不少遗传代谢病尚无特异性治疗，因而预防措施就显得更为重要。预防措施应从三方面进行。首先，是限制患者的生育，有遗传病的个体的后代，遗传病的发病率比一般群体要高得多。其次，是杂合子的检出，所谓杂合子是指病态基因携带者，现在可用已知致病基因突变检测的方法，发现病态基因携带者，结合遗传学咨询，避免近亲结婚以防止有害基因的积累。第三，是宫内诊断。这是预防医学的重要进展，主要是对可能生育遗传性疾病小儿的孕妇进行影像学、染色体、酶及其他生化测定以及分子遗传学检查，以期在出生前就能做出诊断。如果确诊为遗传代谢病就可以选择终止妊娠，从而防止患有遗传代谢病的胎儿出生。目前，能做产前诊断的疾病已达数百种，并且仍在迅速增长中。

212. 什么是黏多糖贮积症？

黏多糖贮积症是一组较常见的遗传代谢病，由于黏多糖在细胞内堆积，特别是堆积在脑、骨骼、肝、脾、肾、动脉、角膜、心脏和关节等部位，引起这些部位的功能障碍。黏多糖贮积症是溶酶体病的一种，由于一组溶酶体末端水解酶缺陷所致。由于此种酶缺陷，黏多糖不能在细胞内降解，在细胞内大量堆积，从而影响细胞功能。黏多糖属葡糖氨基聚糖，是结缔组织细胞外基质的主要成分，包括：四硫酸软骨素、六硫酸软骨素、硫酸肝素、硫酸角质素和硫酸皮肤素等。

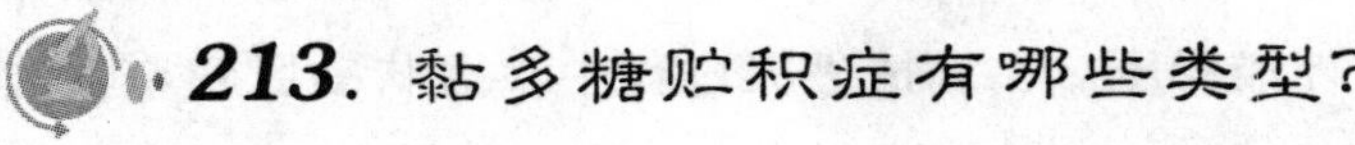

213. 黏多糖贮积症有哪些类型?

有6型，每一型中又有几个亚型。Ⅰ型分ⅠH（Hurler综合征），ⅠS（Scheie综合征）及ⅠH/S综合征；Ⅱ型又称Hunter综合征；Ⅲ型又称Sanfilippo综合征，分A、B、C、D四个亚型；Ⅳ型称Morquio综合征，分A、B两型；Ⅵ型称Maroteaux-Lamy综合征；Ⅶ型称Sly综合征。

214. 黏多糖贮积症临床表现有哪些? 临床诊断依靠什么?

其临床表现因型而异，一般表现为：智力低下、个子矮、面容粗陋，如ⅠH型患者头大、前后径长、前额突出、鼻梁低平、鼻孔宽大、嘴大、唇厚、舌大，骨骼畸形、角膜混浊、爪形手、疝等。各型表现的症状轻重不一，并还有其他特点。黏多糖贮积症的诊断依靠临床表现、体格检查、X线摄片检查骨骼改变、尿甲苯胺蓝试验、尿黏多糖电泳、酶活性测定和基因突变分析等。黏多糖贮积症除Ⅱ型为X连锁隐性遗传外，其他各型均为常染色体隐性遗传病。黏多糖贮积症可以做产前诊断，于孕期8~12周时取绒毛，孕四个月后取羊水细胞做酶活性测定、基因突变分析确诊。

215. 黏多糖贮积症ⅠH型有什么特点? 临床诊断依靠什么?

本病又称赫勒病（Hurler综合征），病情常进行性加重，往往于少年期死亡。病因及发病机制：基本缺陷为α-L-艾杜糖苷酶缺乏，导致皮肤素及硫酸类肝素在组织内蓄积，并在尿中排出。脑组织中有黏多糖及脂质贮积。胶原纤维呈束状分离导致关节畸形、僵硬；脑膜增厚、脑积水、末梢神经受压。在病情进展过程中，冠状动脉狭窄，瓣膜及心内膜增厚，心肌的僵硬可导致充血性心力衰竭。临床表现：Hurler病患儿出生时正常，1岁时可察觉轻度智力落后，体检发现肝脾肿大，胸椎后突。1岁以后面容变的粗陋、头大、舟状头、前额突出、鼻梁低平、鼻孔宽大、嘴大、唇厚、舌大。1岁左右角膜混浊，体格、智力发育落后，1~2年后病情发展更为迅速。关节屈曲、僵硬，手指呈爪形，多有脐疝、腹股沟疝。X线检查：Hurler综合征患者的X线检查可见多发性骨发育不良、长头、颅骨增厚、蝶鞍呈靴形或J形。胸段椎体呈卵圆形，前下缘呈鸟喙样突起，而上端发育不良，因此形成驼背。肋骨呈船桨或飘带状，髂翼外翻，髋臼窄浅。髋外翻，有时酷似无菌性坏死。指骨远端变细，掌骨远端变宽，近端变窄，以第五掌骨为著。长骨，特别是上肢的长骨，呈不规则增宽，皮质变薄，髓腔增宽，偶尔皮质增厚。桡骨弯向尺骨，尺桡骨关节面相对，形成V形。诊断：根据临床表现、X线检查所见，尿中排出皮肤素及硫酸类肝素，白细胞、血清或皮肤成纤维细胞的α-L-艾杜糖苷酶活性测定可以确诊。

216. 黏多糖贮积症ⅠS型有什么特点？临床诊断依靠什么？

本病又称夏伊综合征（Scheie综合征）。本病患者体格矮胖，面容轻度粗陋，下额前突，鼻梁宽，角膜混浊，视网膜退行性改变，视力、听力减退。颈短，主动脉瓣病变，可产生心脏杂音，肝脾大，腹股沟疝，智力正常。手指、足趾宽而短，手指弯曲不能直伸呈爪形，关节僵硬，肋骨宽。尿中排出硫酸皮肤素。患者因α-L-艾杜糖苷酶缺陷所致。本病为常染色体隐性遗传病。产前诊断同黏多糖贮积症ⅠH。

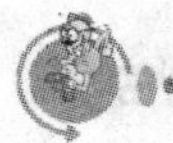

217. 黏多糖贮积症Ⅱ型有什么特点？临床诊断依靠什么？

本病又称亨特尔综合征（Hunter综合征），患者体格矮小、面容粗陋、头大、无角膜混浊、鼻梁宽、唇厚。牙间隙宽、耳聋、心肌及心瓣膜黏多糖堆积使心脏扩大，导致心力衰竭。腹部膨隆、肝脾增大、腹股沟疝、脐疝、毛发浓密、不同程度的智力落后。关节活动受限、屈曲、手指短而宽、鸡胸、膝内翻。本病按X连锁隐性方式遗传。本病患者白细胞及成纤维细胞缺乏艾杜糖醛酸硫酸酯酶。产前诊断：可于孕期取羊水测酶或羊水中代谢物判断胎儿是否患病。

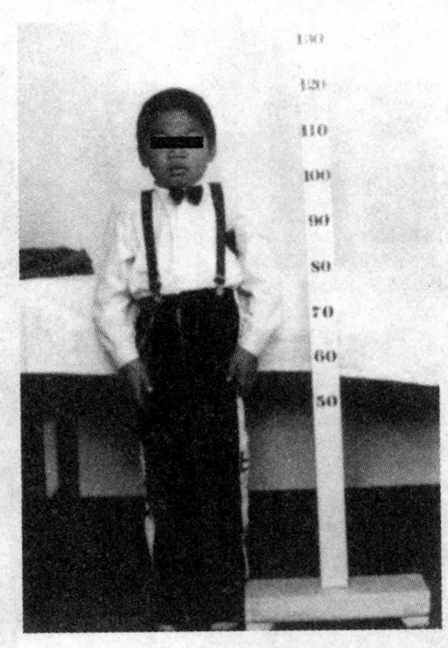

黏多糖贮积症Ⅱ型

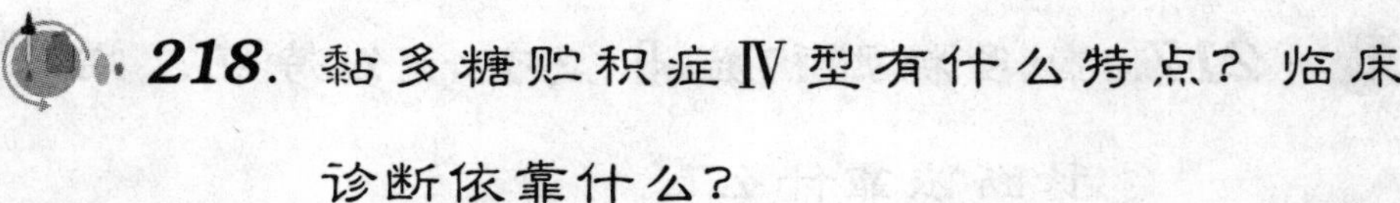

218. 黏多糖贮积症Ⅳ型有什么特点？临床诊断依靠什么？

本病又称莫尔基奥综合征（Morquio 综合征）。本病分两型，A 型为半乳糖胺-6-硫酸脂酶缺陷所致，B 型为半乳糖苷酶缺陷所致。发生率约为 1/40 000 活产儿。临床表现为短躯干侏儒。患者面容正常、有角膜混浊、颈短、鸡胸、胸椎椎体扁平、椎间盘狭窄、使胸部脊柱呈竹节状。因而躯干缩短，四肢相对较长，形成短躯干侏儒。患者智力正常，齿状突发育不良，可造成寰椎与枢椎脱位，脊髓受压，造成猝死。此外，患者常有腰椎前突、X 形腿等。尿中排出硫酸角质素及硫酸软骨素。

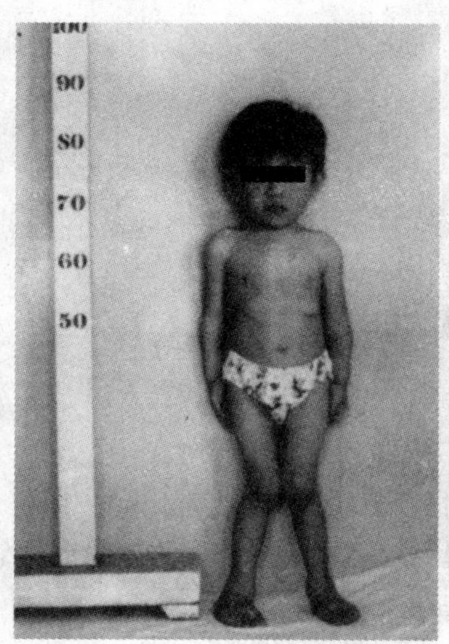

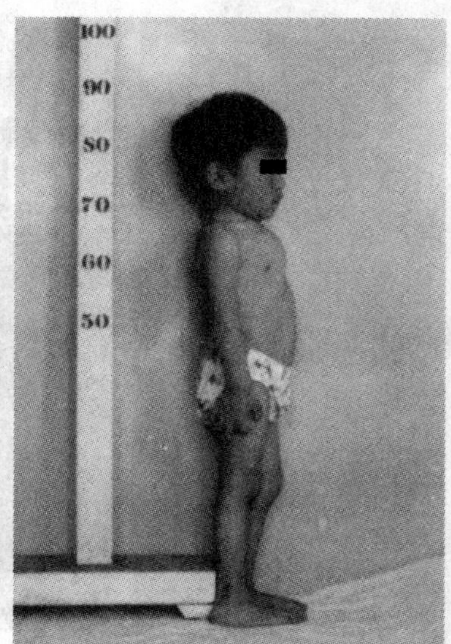

黏多糖贮积症Ⅳ型（正、侧位）

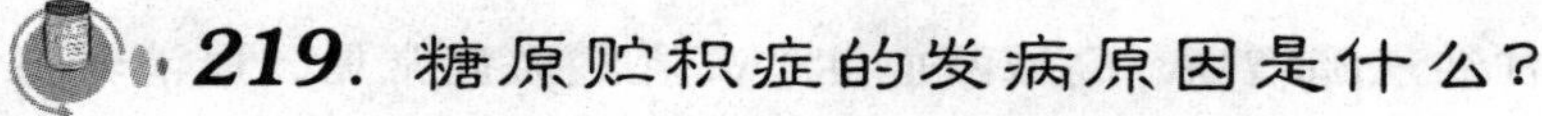

219. 糖原贮积症的发病原因是什么?

糖原贮积症是一组因酶缺陷造成糖原分解或合成过程障碍，导致机体生化代谢紊乱的遗传代谢病。患者在空腹时因糖原不分解，造成低血糖，继发高脂血症、代谢性酸中毒、高乳酸血症、高尿酸血症，严重的代谢紊乱致使患者生长发育障碍。由于糖原在细胞内堆积，影响器官功能。

220. 糖原贮积症有几型?

根据受累器官部位，临床表现本病分为肝型和肌型两大类。如根据酶缺陷种类又可分为10型，其中以肝糖原贮积症Ⅰ型最为常见。

221. 糖原贮积症的临床表现是什么?

根据糖原贮积及受累部位不同而有不同的临床表现。肝型患者主要表现为肝肿大、代谢紊乱、生长发育障碍；肌型表现为肌肉轻度活动时出现疼痛、无力、常进行性加重，部分患者可有心肌受累表现，表现为心肌肥厚、心功能不全等。

糖原贮积症各型中以I型（肝型）最常见，而且这一型有严重营养发育障碍，因此仅介绍I型。I型又称冯·吉尔克病（Von Gierke 病），因葡萄糖-6-磷酸酶缺陷所致。患者的临床表现为体格矮小、发育不良、肝脏极度增大，其下缘一般可达脐以下，表面光滑、中等硬度，脾脏一般不大。由于肝大，导致腹部膨隆，引起注意。由于血脂增高，脂肪常堆积于两颊，形成“娃娃脸”，胸、臀、四肢常见脂肪堆积，肘、膝、臀、髋等部位有时可见黄色瘤。B 超或 X 线检查见肝、肾增大，随年龄增长，可出现痛风、肝腺瘤、贫血和肾功能损害。生化检查:

空腹血糖极低，一般为2~3毫摩尔/升，常伴代谢性酸中毒，血脂增高极为显著，甘油三酯增高，高尿酸血症、高乳酸血症常见，血清转氨酶可略高，肾功能正常，血气分析有代谢性酸中毒。

222. 糖原贮积症有什么特异性诊断试验？

糖原贮积症的特异性试验有以下三种：

（1）胰高糖素、肾上腺素刺激试验　空腹4~6个小时后，胰高糖素按100微克/千克体重计算，肌内注射；人工合成肾上腺素20微克/千克体重（0.02毫升/千克体重，1/1000稀释）皮下注射，每15分钟测血糖一次，共2个小时，在观察过程中，患儿血糖上升程度不超过45毫克/分升；而乳酸在30~60分钟内迅速、明显上升。胰高糖素、肾上腺素刺激试验对糖原贮积症的临床分型有一定的鉴别意义，并不是确诊方法。在试验过程中如患者出现心动过速、换气过度，应立即服葡萄糖水并口服碳酸氢钠。

（2）酶活性测定　肝、肾组织葡萄糖-6-磷酸酶活性测定，患者酶活性在正常值10%以下。

（3）基因突变分析　G6PC基因突变检测，发现两个致病突变可以确诊。

223. 糖原贮积症能否治疗？

糖原贮积症Ⅰ型的对症治疗原则有：一天24小时内宜均匀进食，每3~4个小时一次，避免热量过高，以防止转化为糖原和乳酸。碳水化合物的来源最好是葡萄糖或其聚合物（如淀粉）。蛋白质摄入可按正常量，脂肪量宜少。高尿酸血症应服别嘌呤醇以防痛风。为防夜间低血糖，可在上述的饮食治疗基础上，夜间加胃管滴饲葡萄糖糖溶液。较大儿童可服用生玉米淀粉，按每次1.5~2克/千克体重，每

6 个小时一次，可维持血糖水平，免除夜间胃管滴饲之苦，玉米淀粉必须生食，不加热。

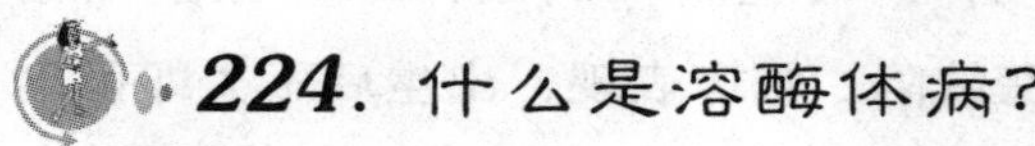

224. 什么是溶酶体病？

溶酶体病是一组遗传性代谢异常疾病。溶酶体是一种用膜包围的颗粒状细胞器，存在于人体各种细胞胞质内，溶酶体内有 50 种以上水解酶，特异性分解脂蛋白、糖蛋白、多糖、黏多糖、核酸及黏质等基质。溶酶体病是指溶酶体内某种酶缺陷，使特定的基质不能分解，在细胞内大量蓄积而使细胞功能严重受损。目前发现的溶酶体病可达 30 种或以上。根据细胞内蓄积的基质不同，本组疾病可分为：神经鞘脂病、黏多糖贮积症、脂肪病、糖原贮积病和糖蛋白病等。共同的特点是：①细胞内有沉积物；②体内多种组织受累，其中神经系统受累最严重，表现为体格发育迟缓或倒退、智力低下、惊厥、瘫痪，另外尚有容貌粗陋、多发性骨骼畸形，眼部病变及心脏、肝脏受累。由于目前尚无有效治疗方法，重点在于预防，多数病种已能做出产前诊断，必要时可考虑终止妊娠。理想的治疗是补充特异的酶，但存在很多困难，这是由于酶的提纯是复杂的技术，而且还要解决酶通过血脑屏障的问题。本组疾病主要是对症治疗。

225. 什么是黏脂贮积症？有什么特点？

黏脂贮积症患者兼有脂质贮积症及黏多糖贮积症的临床表现，实质上患者器官并无脂质或黏多糖贮积。本组疾病均按常染色体隐性遗传方式传递，均无特效治疗方法。本病分以下两型：

(1) 黏脂贮积症Ⅰ型　病因：因 α-唾液酸酶缺陷所致。临床表现：生后 1 岁以内即有临床表现，具有多发性骨发育不良、中度智力低下、肝脾大、角膜混浊、眼底樱桃红斑、抽搐、淋巴细胞内空泡形成、成纤维细胞内可见粗颗粒状包涵体等，症状类似 Hurler 综合征，但尿中无黏多糖排出。

（2）黏脂质贮积症Ⅱ型亦称Ⅰ-细胞病　病因：UDP-乙酰葡糖胺：N-乙酰葡糖胺-1-磷酸转移酶缺陷。临床表现：出生后不久即可出现症状。类似 Hurler 综合征及 GM_1 神经节苷脂贮积症。患者有先天性髋脱位、腹股沟疝、牙龈肥厚、肩关节活动受限、全身肌张力低下、皮肤厚而紧、肝大。面容粗陋随年龄增大日趋明显，智能落后进行性加重。长骨、椎体、骨盆、手、肋骨、颈骨均有多发性骨发育不良表现。患者一般于 2~8 岁死于肺炎或充血性心力衰竭。尿中无异常黏多糖排出，但唾液酸寡糖增多。培养的成纤维细胞中溶酶体酶均缺乏，而培养液中含有大量溶酶体酶。这一特点可与黏多糖贮积症进行鉴别。

226. 什么是苯丙酮尿症？

苯丙酮尿症是较常见的一种氨基酸代谢疾病，其发病率随地区和民族不同而各异。该病在我国的发病率为 1/16500。典型的苯丙酮尿症是由于肝脏苯丙氨酸羟化酶缺乏，体内苯丙氨酸不能转化为酪氨酸，致使机体内苯丙氨酸堆积，（使发生）旁路产物增加，如苯丙酮酸、苯乳酸、苯乙酸等从尿中排出。此病为常染色体隐性遗传，本病再现率为 25%，苯丙氨酸羟化酶基因位于人类第 12 号染色体的长臂，其基因突变就能引发此病。

这类患儿出生时大多正常，如不能给予治疗，于出生后 1~2 个月开始逐渐发生皮肤、毛发颜色变化，面白，发黄。4~6 个月智力和运动功能发育迟滞，90%以上患儿有中度至重度智力低下，约 1/4 患儿出现各种癫痫发作，患儿有强烈的鼠尿味或霉味，是由于尿及汗液中排出苯乙酸等异常代谢产物所致。

此病的治疗目的在于减少体液中苯丙氨酸及其代谢产物的含量以

防止或减轻脑损伤，主要是低苯丙氨酸的饮食治疗，既能满足机体代谢和生长发育的最低需要，又不会使血中含量过高而造成脑损伤。我国已能生产低苯丙氨酸奶粉。较大的婴幼儿也应选择苯丙氨酸含量较低的食物，如土豆、大白菜、萝卜、南瓜、茄子、苋菜等。饮食控制越好，患儿的智力损害就越小。应在医生的指导下，对本病进行治疗。本病列为我国新生儿筛查对象。可以做产前诊断，防止患儿出生。

227. 甲基丙二酸尿症是怎样引起的，临床表现如何？怎样治疗？

甲基丙二酸尿症是有机酸代谢病中最常见的一种，起病于婴儿期，是因甲基丙二酰辅酶 A 转变为琥珀酰辅酶 A 的代谢发生障碍，致使甲基丙二酸在细胞内大量蓄积，对神经系统造成损害。根据代谢阻滞的部位和酶缺陷的不同，本病可分为 4 型，根据治疗效果可分维生素 B_{12}治疗有效和无效两种。这些患儿的临床表现多有呕吐、脱水、嗜睡、智力低下、体格发育滞后。患儿抵抗力低下，常易患各种感染性疾病，而感染往往诱发酸中毒。

本病的治疗原则是防止酸中毒发生，避免甲基丙二酸的蓄积。治疗从两方面着手，第一是饮食治疗，低蛋白饮食；第二对于有效类型，即对维生素 B_{12}依赖型，每日注射维生素 B_{12}，剂量视个体情况而有所不同，但需长期应用，需请小儿神经科大夫诊治。

本病现已能产前诊断。母亲再怀孕时，必须做产前诊断，避免这类患儿再次出生。

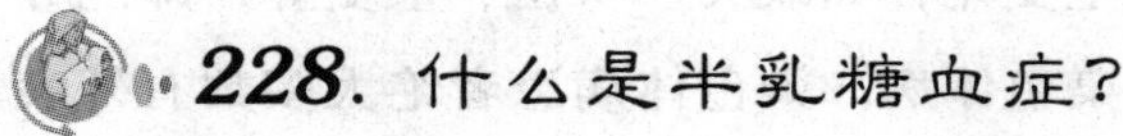

228. 什么是半乳糖血症？

半乳糖血症是一种因先天性酶缺陷而引起的半乳糖代谢异常，造成代谢中间产物半乳糖-1-磷酸和半乳糖醇在体内红细胞、肝、脾、肾、晶体、心肌、大脑皮层等组织的沉积。又由于半乳糖的正常代谢途径受阻，大量的半乳糖-1-磷酸沉积在组织内，特别是肝脏。这些有毒物质对肝脏造成损害，是死亡的主要原因。本病为常染色体隐性遗传。

临床表现的症状轻重不等，多在新生儿期起病，开始喂奶后，很快出现症状，如拒奶、呕吐、黄疸、体重不增、低血糖、肝脾肿大、嗜睡、惊厥等，白内障为本病突出症状。婴儿期后有智力低下、语言及运动发育迟缓。

一旦确诊为本病，应立即从婴儿饮食中去除半乳糖，这是目前比较有效的治疗方法，目的在于防止智力低下、肝硬化、白内障及低血糖发生，开始用豆奶喂养，而且年长后也禁食任何乳制品及其他含半乳糖的食物，包括一些蔬菜和水果，如番茄、木瓜、西瓜、大枣和青椒等，饮食治疗要持续终生，即便如此，有时疗效尚不能肯定，是一个值得进一步研究的课题。

229. 什么是染色体病?

染色体是位于细胞核内具有遗传特性的物质。在细胞分裂间期呈细丝状，称为染色丝，在普通显微镜下不能观察到。当细胞发生分裂时，染色丝缩短、变粗，呈棒状，称为染色体，经染色后在普通显微镜下可以见到。染色体数目随生物种类而异。正常人的染色体有46条，包括22对常染色体和一对性染色体。男性和女性的常染色体相同，但性染色体不同，男性为XY，女性为XX。如果染色体的数目增加或减少，或者在结构上发生变化，如缺失、易位、重复等，即能导致疾病产生，这种疾病称为染色体病。染色体病患者绝大多数有外表的改变，如生长发育障碍、智力低下。面容特殊并伴有多种畸形。大部分染色体病患者在出生后一般因面容特殊或畸形引起医生或家长注意而发现，性染色体异常的患者一般到青春期因性发育异常而发现。染色体病必需做染色体检查才能确诊。

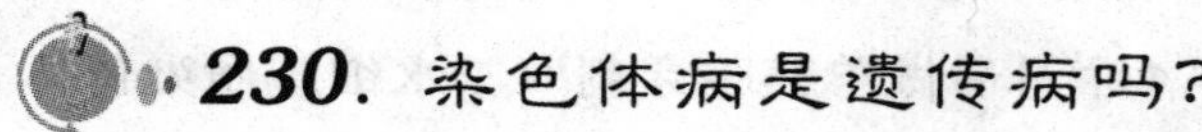

230. 染色体病是遗传病吗？

染色体病是遗传病，因为它是遗传物质发生变化造成的疾病，但绝大多数患者的父母是正常的，并无染色体的改变，说明不是由父母传递给孩子，而是精子或卵子在减数分裂时发生差错所致。仅有极少数染色体病是由父母传递的，如父母有染色体易位或微小缺失不影响表型或生育功能时，就有可能生出染色体异常的孩子。

231. 遗传病是否都有染色体的改变？

遗传病中除染色体病和少数先天畸形综合征患者的染色体有异常改变外，多数遗传病用一般的染色体检查方法不能查出缺陷，因为染色体检查属于形态学检查，每一条染色体上都排列着成百上千个基因，多数遗传病是因基因发生缺失或突变造成的，染色体检查不能发现。因此，染色体正常不等于没有遗传病。

232. 染色体 $5p^-$ 综合征有什么特点？

染色体 $5p^-$ 综合征也称猫叫综合征。本病的发生率为 1 : 20000。患者出生时体重低，生长发育迟缓，智力低下，肌张力低下，由于喉部发育异常，患儿哭声似猫叫，因此又称猫叫综合征。特征为：小头、圆脸、眼距增宽、有内眦赘皮，眼裂外角向下、斜视、耳位低、耳郭发育不良、面部不对称、人中短、唇裂、腭裂、牙齿咬合不良、悬雍垂分叉。患儿常伴发各种类型的先天性心脏病以及泌尿道生殖系统发育异常，如隐睾、肾脏缺失或畸形。其他伴发的畸形或特征有脊椎侧弯、第5指弯曲、掌骨及趾骨短、平足、半椎体等。染色体检查5号染色体短臂缺失。遗传学：大部分患者在配子发生过程中产生5号染色体缺失。本病再现率低，除非患者父母为染色体易位携带者。本症可做产前诊断，于孕4个月后做羊膜腔穿刺取羊水细胞做染色体检查。

233. 染色体13q⁻综合征的特点是什么？

本病较为罕见。患者13号染色体部分缺失，表现为体格矮小、小头、鼻梁高、眼距宽、眼睑下垂、内眦赘皮、小下颌、上颌骨突出、耳郭低位、转位、突起、面部不对称，视网膜母细胞瘤的发生率增高。颈短、颈蹼、各种类型心脏病、尿道下裂、睾丸未降、阴囊分叉、肾脏畸形、智力低下、全前脑、拇指小或缺如、小指弯曲、马蹄内翻、大脚趾短粗。染色体检查可见13号染色体长臂部分缺失或环状。再现率较一般人群稍高。产前诊断：孕4个月后取羊水查染色体，可以预防患儿出生。

234. 什么是染色体18p⁻综合征？

患者表现为轻度小头、圆脸、睑下垂、内眦赘皮、白内障、眼距宽、鼻梁平、小下颌、嘴大而宽、口角向下、耳大、招风耳、唇裂、腭裂发生率高，龋齿发生率高。患儿有颈蹼、秃发、头发色素浅，轻至中度智力低下，部分患者有猴头畸形表现，全前脑（前脑无分裂沟）以及失语。患者手小、短粗、手指短、部分足趾呈并趾或有并指、弯指、漏斗胸、宽胸及脊柱后突、侧弯。实验室检查可发现染色体18短臂缺失或易位。除非父母有平衡易位，本病的再现率极低。预防：对于有平衡易位涉及18号染色体的夫妇可于产前做羊膜腔穿刺取羊水细胞染色体检查判断胎儿是否正常。

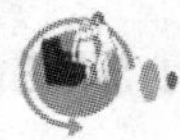235. 13三体综合征有什么特点？

本病患者具有3个13号染色体。发生率为1∶5000活产儿。患儿为足月小样儿，出生体重与月份不相称。患者表现为小头、小眼球、耳位低、内眦赘皮、眼距宽、小下颌、有头皮缺损、眉毛缺损、眼眶周缘浅、虹膜残缺、唇裂及腭裂。颈短、颈部皮肤过剩，各种类型的先天性心脏病，包括右位心，脐疝、小肠转位、Mechel憩室、肾脏畸形、睾丸未降、多发性肾积水、肾皮层囊肿。皮肤毛细血管痣、大脑半球无沟裂、小脑发育不良、脑积水、智力低。多指、大拇指背曲、手指屈曲畸形、掌横纹单线、指甲发育不良、大拇指短、背屈、皮纹异常、第4、第5指重叠。染色体检查：13号染色体数目为3个，比正常多出一个。实验室检查发现胎儿血红蛋白浓度增高。出生后Gower胚胎血红蛋白持续存在。Portland血红蛋白升高，成人型的血红蛋白 A_2 出现迟缓、中性粒细胞突起增多，X线检查可发现心脏及骨骼畸形。本病可以在产前检查羊水细胞染色体，预防患儿出生。

236. 18三体综合征有什么特点？

本病又称爱德华斯综合征（Edwards综合征）。本病的发生率为1∶3500活产儿。患者全部细胞或大部分细胞的18号染色体为三体型（正常应为2个，患者3个），多数为全部三体型，是由于减数分裂时染色体不分离所致。患者寿命很短，30%在生后一个月内死亡，50%在2个月内死亡，10%可活到一岁，但有严重智力障碍。

患儿的特征为枕部后突、前额窄小、小头、前囟宽、耳低位伴畸形、眼裂短、下颌小、内眦赘皮，眼睑下垂，唇裂或伴腭裂。颈短，颈部皮肤过剩，腹股沟疝或脐疝，气管食管瘘，胆道闭锁。隐睾，大阴唇发育不良，阴蒂大，马蹄肾或异位肾，双尿道，肾积水及多囊肾。患者智力低下，抽搐，肌张力高，脑积水，脑脊膜膨出，小脑发育不良，胼胝体缺陷，手紧握，示指重叠在第三指上，小指重叠在第四指上，大拇指缺如或发育不良，摇篮足，畸形足，第二、第三趾并合，胸骨短，髋脱位。指甲发育不良，猿纹、皮纹异常。

本病的再现率低于1%。如果是父母染色体有易位，则可以做产前诊断，于孕期取羊水细胞培养查染色体。

237. 唐氏综合征有什么特点?

唐氏综合征，又称21三体综合征。本病患者比正常人多1个21号染色体，具有三个21号染色体而命名。发生率约为1：660活产儿，是最常见的染色体病。本病是因减数分裂时，染色体不分离所致，部分患者是由于父母有易位染色体。患者也可以是嵌合型的，即部分细胞染色体为21三体，部分细胞正常。患儿有特殊的外貌，容易诊断。所有患儿都有智力低下，一般为中度或重度。如果是嵌合型，智力低下较轻，这是因患者还有一部分正常细胞之故。患儿性格都较温顺、体格发育滞迟、患儿个子矮小、短头、枕部平坦、前囟闭合晚、面容平坦、外眼角上斜、鼻梁低平、内眦赘皮、虹膜有斑点、舌常伸出口外、颈短、颈部皮肤过多、出现皱褶，患儿常伴先天性心脏病，包括房室交通、房间隔或室间隔缺损。患者肌张力低，掌骨和指骨较短，小指中节指骨发育不良，呈二节，小指弯曲，通贯手，手掌三向轴位置高，脚的拇趾与第二趾之间间距增宽，形成“草鞋脚”。拇趾胫侧呈弓形纹。

94%~97%患儿为三体型，3%为D/G染色体易位，1%~2%为嵌合型。如果父母之一为21/21易位携带者，出生的孩子均为21三体综合征。

孕妇如年龄偏大，超过35岁，生过一个唐氏综合征患儿的孕妇及21染色体易位的夫妇均应于孕期取羊水细胞做染色体分析或荧光原位杂交，防止患儿出生。

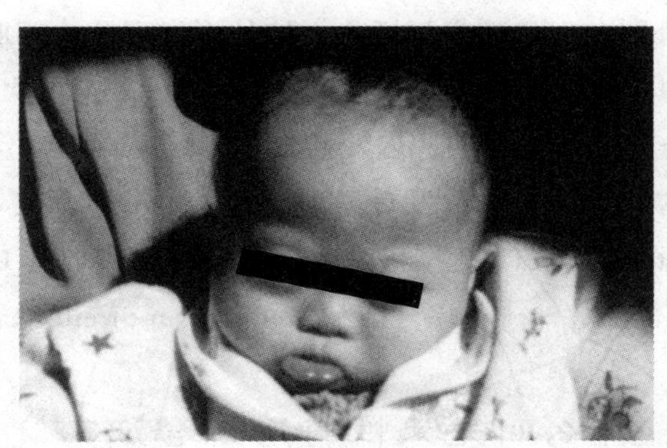

唐氏综合征（21三体综合征）患儿

238. 22三体综合征有什么表现？

本病因染色体不分离所致，患者的特征表现有：生长发育落后、小头、眼外角向上、眼距宽、斜视、鼻梁宽、人中长、腭裂、小下颌、耳位低畸形。各种类型的心脏病、肛门闭锁、耳前赘片或窦道。全身肌张力低下、智力低下、指趾细长、拇指与手指相似、先天性髋脱位、肘外翻、副肋。阴茎小、隐睾。为预防患儿出生，可于孕期取羊水细胞做染色体检查。

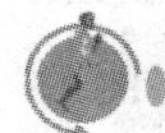

239. 体格矮小的患者按照体型如何分类？

体格矮小的患者按照体型可分为以下三类：

（1）体格匀称性矮小，外表无畸形　见于：内分泌疾病、生长激素缺乏症、各型非维生素D缺乏性佝偻病、先天甲状腺功能减退症、性腺发育不良、营养不良（喂养不当或吸收不良）、表型正常的Turner综合征、慢性疾病（心、肝、肾病变、感染性疾病）和遗传代谢病（糖原贮积症、肾小管性酸中毒等）。

（2）因骨骼畸形导致身材矮小　按外形又可分为短肢型和短躯干型：①短肢型：软骨发育不全、软骨发育低下、假性软骨发育不全、成骨发育不全；②短躯干型：迟发性脊柱骨骺发育不良。

（3）面容特殊、非骨骼发育异常所致的矮小综合征　De Lange综合征、Rubinsteiin-Taybi 综合征、Rusell-Silver 综合征、Dubowitz 综合征、Bloom 综合征、Seckel 综合征和 Hellermann-Streiff 综合征。

240. 什么叫先天性畸形综合证？

先天性畸形综合征是一组先天性疾病，患者具有多种先天畸形，以恒定的组合表现，即多种畸形的组合往往是恒定的，在不同的患者中出现的相同的多种先天畸形。

241. 布卢姆综合证（Bloom 综合证）有什么特点？

患儿出生时体格小，以后一直矮小，小头、颧骨发育不良、鼻子小、面部毛细血管扩张，呈蝴蝶斑。其他的皮肤病变有：皮肤萎缩、鱼鳞癣、多毛及牛奶咖啡斑等，智力正常，个子矮小。实验室检查：免疫球蛋白 IgA、IgM 缺乏，染色体易出现断裂、脆性增加、重排，染色单体交换率增加，属于染色体修复缺陷症。本病为常染色体隐性遗传病。患者易患恶性肿瘤，多数患者死于白血病或恶性实质性肿瘤。

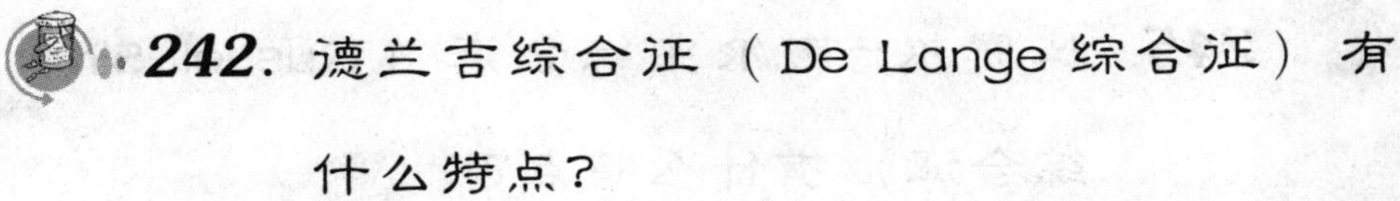

242. 德兰吉综合证（De Lange 综合证）有什么特点？

患儿出生时即体格矮小、发育不良、小头、短头、睫毛长、连眉、鼻子小、鼻孔向上、人中突出、嘴唇薄、口角向下、小下颌、耳位低、耳朵小、颈短，可能伴有先天性心脏病。全身皮肤多毛，大理石样花纹，智力一般为中等低下。本病一般为散发。

243. 杜布瓦兹综合证（Dubowitz 综合证）有什么特点？

出生时及以后一直矮小、小头、前额突出、毛发稀少、眶上缘平坦、鼻梁宽、眼睑下垂、耳位低、小下颌、尿道下裂、隐睾、婴儿期面部、四肢常有湿疹、轻度智力低下、多动。本病为常染色体隐性遗传。

244. 鲁宾斯坦—泰比综合证（Rubinstein-Taybi 综合证）有什么特点？

本病也称宽拇指宽脚趾综合征。患儿个子矮小，婴儿期喂养困难，小头、前额突出、前囟大、眼角向下、眼睑下垂、白内障、斜视、耳位低、鼻梁宽、鼻子尖、鼻中隔较鼻翼长、可伴有各种先天性心脏病，不同程度的智力低下，最突出的表现为宽大的拇指与脚趾或有多指，第 5 指弯曲。本病为散发。

245. 拉赛尔-西尔弗综合征（Russell-Silver综合征）有什么特点?

出生时即体格矮小，以后一直矮小。颜面与头相比相对较小，前囟大、三角脸、唇薄、口角向下、皮肤有牛奶咖啡斑、肢体两侧明显大小不对称、为本病主要特征，第5指弯曲，骨龄延迟。本病一般为散发。智力一般正常。

246. 劳-穆-比三氏综合征(Laurence-Moon-Biedl综合征）有什么特点?

此病又称巴-比二氏综合征（Bardet-Biedl综合征）。主要表现为肥胖，视网膜色素变性、多指、智力低下、外生殖器发育不良、身材可高可矮。患者圆脸、眼部异常，如视网膜色素变性、夜盲、中心视力丧失，以后可发展为全盲。颈部偶见颈蹼。各型先天性心脏病、肾脏发育不良、肾囊肿、肾积水、阴茎小、阴囊分叉、尿道下裂、隐睾、皮肤多毛。患者常有六指畸形，智力低下程度不等，小脑脊髓共济失调、抽搐、颅神经瘫痪以及尿崩症、肛门闭锁、唇裂、腭裂等。本病主要是常染色体隐性遗传，也有常染色体显性及多基因遗传。

247. 普拉德-威利综合征（Prader-Willi综合征）有什么特点?

患者身材矮小，于青春期明显，由于无青春发育期的加速生长阶段。胎儿在妊娠后期胎动减少，常见臀位产，出生时体重低。特征有：圆脸、小头、杏眼、双颞径窄、斜视、牙小、牙冠缺损。在婴儿期常有喂养困难，此后食欲增进，经常寻找食物，故而肥胖，脂肪主要堆积在躯干及肢体近端。性腺发育不良，阴茎小，阴囊发育不良，女性阴唇小，原发闭经或月经来潮延迟。婴儿期肌张力低下，因此Moro反射、吸吮力、吞咽反射均差，智力低下。脊柱侧弯，手足相对较小。染色体做高分辨染色检查，个别患者可见到15号染色长臂有缺失。

248. 哈勒曼-斯特雷夫综合征（Hallermann-Streiff综合征）有什么特点?

本病主要特征为小眼球，小而尖的鼻子，毛发稀少。患者体格匀称、矮小，短头，前额及顶部隆起，头顶骨质薄，骨缝闭合延迟，颧骨发育不良，双侧小眼球，白内障，鼻子瘦小而尖，鼻翼软骨发育不良，口小，上颚弓高而窄，小下颚，毛发稀少特别是头皮、眉毛及睫毛，多数患者智力正常，偶见智力低下，本病多为散发性。可能伴有其他症状如舟状头，小头，蝶鞍窄，蓝巩膜，眼球震颤，斜视，男性可有隐睾。

249. 早老症［哈钦森（Hutchinson综合征）］有什么特点?

本病发生率为1∶250000活产儿。身材矮小，早年夭折。婴儿出生时有面中部发绀及“雕塑样”的鼻子，头颅相对较大，前囟闭合迟，眼球突起，鼻子小而尖，头发稀少或缺如，头皮静脉明显，萌牙迟，牙齿拥挤，咬合不良，重叠，下颌小，耳小。1~2岁起关节僵硬，5岁起有动脉硬化导致心肌梗死及脑出血，早年夭折。患儿智力正常。皮肤薄、干燥，随年龄增长出现棕色斑点，指甲萎缩、小而短，实验室检查，血清脂质升高，代谢率升高。本病很可能是常染色体隐性遗传病。

250. 脑眼肾综合证有什么特点？

患者主要表现为肾性佝偻病、白内障、肾小管功能障碍、智力低下。患者中度至重度智力低下，弥漫性脑电图异常。肾小管功能不良，氨分泌减少，呈高氯酸中毒，磷酸盐尿，使血磷酸盐减低，全氨基酸尿，蛋白尿。中度至重度骨质疏松及佝偻病，肌张力减退，关节活动过度。患者发育不良，用枸橼酸钠、钾治疗改善酸中毒，有助于骨钙化。白内障可做手术。本病为X连锁隐性遗传，杂合子用裂隙灯检查常显示细微的晶体混浊。

251. 赛克尔综合证（Seckel综合证）的特征是什么？

本病的重要特征为严重矮小、小头、鼻梁高。患儿出生时体格小，有智力低下，颅缝闭合早。面部发育不良，鼻子高、突出，耳低位或畸形、缺乏耳垂。第5指弯曲，通贯手，有髋脱位，第1、第2趾间距宽，男性有隐睾。本病可能为常染色体隐性遗传。

252. 体格矮小的骨畸形综合证采取病史及体检时应注意什么？

本组疾病病史中应注意智能及体格发育，家族史。体检中注意：①肢体比例是否匀称，是短肢性侏儒还是短躯干侏儒；②头部外形，头围测量；③胸部畸形，胸围测量；④身高、指距、上部量、上部量/下部量；⑤短肢侏儒的特征是患者在直立状态时手臂下垂中指不能到达大腿中部；⑥X线检查：头颅正侧位、胸腰椎正侧位、长骨、骨盆正位，必要时检查胸部正位及手的正位；⑦其他实验室检查：如血钙磷测定、尿黏多糖电泳等。

 253. 软骨发育不全症有什么特点？

本病较常见，发生率：1∶20000~1∶10000。临床表现：①一般表现：短肢性侏儒，成年期身高平均为132厘米（男性）及123厘米（女性）；②头面部：头大、脑积水、前额突出、鼻梁宽、鼻子短、鼻孔朝上、牙齿拥挤、复发性中耳炎；③腹部膨隆因腰椎前突；④中枢神经系统：智力正常，偶尔出现脑积水或颈椎压迫症状；⑤骨骼系统：短肢侏儒，近侧端短较远侧端明显，手短而宽，手指伸直时不能并拢，称为叉状手；下肢弯曲，肘关节活动受限；腰椎前突，骨盆倾斜，步态特殊。实验室检查：X线检查可见短而弯曲的长骨，腰椎自上而下椎弓根间距变窄（正常人应变宽），中间指骨短，髂骨呈方形，坐骨切迹小，颅底窄小，枕骨大孔小椎体前缘呈楔形，胸廓前后径相对小。

遗传方式：常染色体显性，但80%为新生突变。

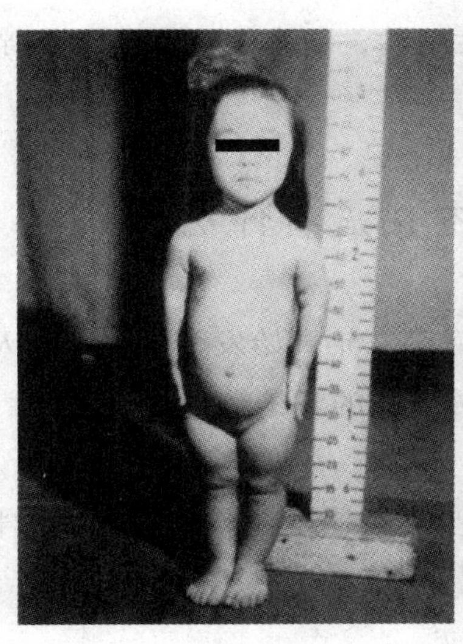

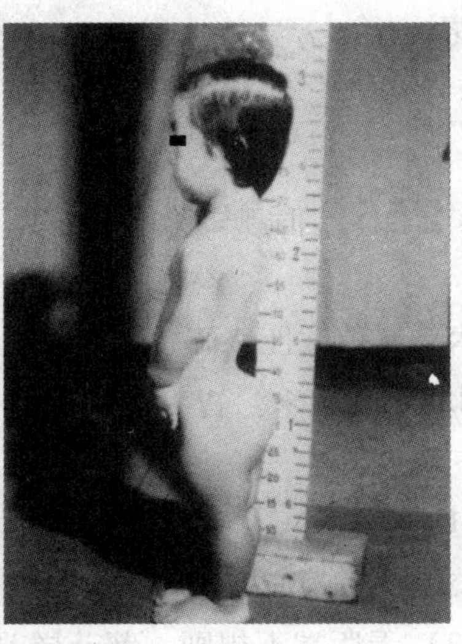

软骨发育不全症（正、侧位）

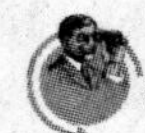

254. 软骨发育低下有什么特点?

本病外表与软骨发育不全相似，但面容与正常人相似。头大、手、脊椎改变较轻。有以下主要特点：

(1) 生长发育　短肢性侏儒，出生即身材矮小，出生时平均身长47.7厘米、体重2.9千克。生长缓慢，一般于三岁后明显。成年期高度一般为118~152厘米。

(2) 肢体　相对较短、干骺端呈轻度V形、中心稍凹、边缘外展、肌肉附着处骨骼突起明显、下肢弯曲、手指粗短、尺骨、腓骨远端有时相对较长、肘关节直伸及后旋略受限、股骨颈短。

(3) 脊柱　尾部椎管狭窄，腰椎前突可有可无。腰椎椎弓间距自上而下可能变窄，也可能与正常人相同即变宽。

(4) 骨盆　髂嵴发育不良，坐骨切迹小。

(5) 其他　偶见异常少数患者智力低下，短头或伴颅底变窄，轻度前额突起。

(6) 遗传方式　常染色体显性遗传，新生突变多半与父亲高龄有关。

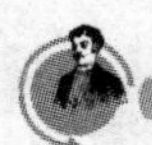

255. 假性软骨发育不良症有什么特点?

本病属短肢性侏儒，患儿出生后第二年开始发育延缓，成人期高度为82~130厘米。智力正常。遗传方式的常染色体显性遗传。骨骼有以下特点：

(1) 骨骺小，不规则，干骺端呈蘑菇样改变，椎体扁平或伴有鸟嘴样突起，头颅面容正常。

(2) 干骺端不规则，蘑菇样改变。

(3) 骨骺小而不规则或呈碎片状，特别是股骨大粗隆。

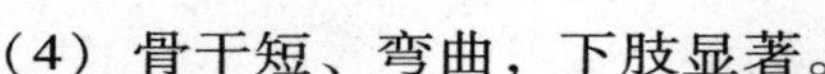

（4）骨干短、弯曲，下肢显著。

（5）椎体不同程度的扁平、前缘呈舌状、椎弓根短、腰椎前突、驼背、脊柱侧凸。

（6）肋骨抹刀形。

（7）大关节除肘以外活动过度。

（8）智力正常。

256. 先天性脊柱骨骺发育不良有什么特点？

先天性脊柱骨骺发育不良有以下特点：

（1）短躯干，骨骺钙化延迟。

（2）生长发育　出生前即开始发育迟缓，最后高度为94～132厘米。

（3）面部　不同程度的面容扁平、颧骨发育不良、腭裂。

（4）眼　近视、视网膜剥离。

（5）脊柱　短，包括颈部、椎体呈卵圆状、椎间隙狭窄、齿状突发育不良，脊柱后侧突，腰椎前突。

（6）胸部　桶状胸、鸡胸。

（7）肢体　骨骺钙化延迟，并有扁平倾向，出生时无耻骨、距骨、跟骨或膝的骨化中心，髋内翻，肘关节、膝关节、髋关节活动度减少。

（8）肌肉　软弱、易疲乏、腹肌发育不良。

（9）遗传方式　常染色体显性遗传。

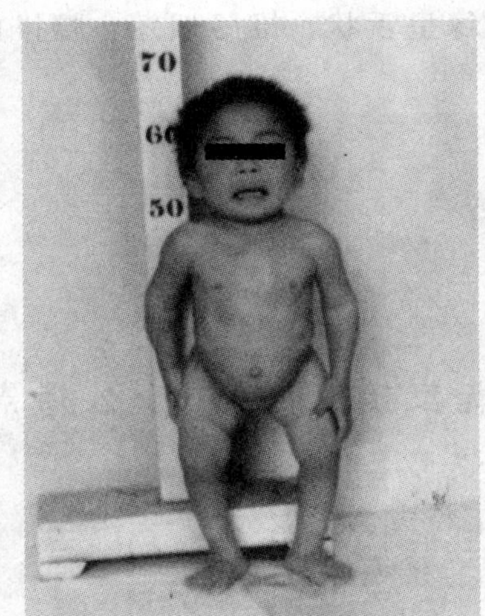

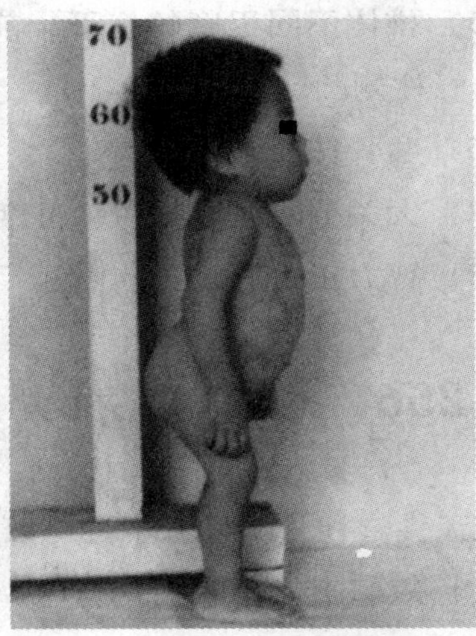

先天性脊柱骨骺发育不全（正、侧位）

257. X连锁脊柱骨骺发育不全有什么特点？

本病属短躯干性侏儒，有以下特点：

（1）儿童期出现椎体扁平，髂翼小，股骨颈短。

（2）生长发育　5~10岁发病，生长缓慢。

（3）脊柱　椎体扁平，因而形成短躯干。胸椎后突，轻度侧弯，颈短。

（4）骨盆　髂翼小。

（5）肢体　股骨颈短，骨骺轻度不规则，股骨头变平。

（6）关节　可能发生髋关节疼痛、强直、背痛。40岁出现，60岁致残。

（7）遗传方式　X连锁隐性遗传，患者多半为男性。

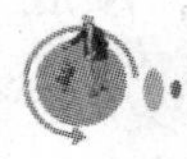

258. 颅锁骨发育不全有什么特点？

有以下主要特点：

（1）锁骨缺损，颅缝闭合迟，萌牙延迟。

（2）生长发育　身材轻度至中度矮小。

（3）颅面　短头、额骨、顶骨及枕骨隆起，前囟闭合迟，骨缝钙化延迟；鼻窦发育迟或不全，出现缝间骨，蝶骨小，面中部发育不良，鼻梁低，腭弓高而窄。

（4）牙　萌牙迟，特别是恒牙，常有牙根畸形，牙冠发育不良，囊肿滞留，龋齿，多齿。

（5）锁骨及胸部　锁骨完全或部分缺失，伴肌肉缺损；胸廓小，伴小而斜的肋骨。

（6）手　手畸形包括：第二掌骨变长，第二及第五中间指骨变短，远端指骨呈锥形，变短，可能有指甲向下弯曲，儿童期指骨骨骺呈锥形，腕部骨化延迟。

（7）其他骨骼改变　耻骨骨化延迟，耻骨联合增宽，骨盆狭窄，股骨增宽，股骨颈短或伴有髋内翻。

（8）遗传方式　常染色体显性遗传，表现度很不一致，但常外显，约 1/3 病例为新生突变。

（9）智力　正常。

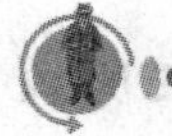

259. 成骨发育不全有什么特点？

成骨发育不全有以下特点：

（1）脆骨、蓝巩膜、关节过伸、牙发育不良、耳聋。

（2）生长发育　严重患者身材矮小、肢体短。

（3）骨骼　骨皮质薄，骨小梁稀疏，导致骨折，致使下肢弯曲，有时可见颅骨薄而软，前囟大，出现缝间骨，颞侧及前额隆起，颅底平，椎体扁平，双凹形，鸡胸或漏斗胸，面骨小。

（4）关节及韧带　关节过伸，有时可致脊柱后突侧突，平足，严重者关节脱位。

（5）牙　牙本质及牙髓发育不良，使牙呈半透明状，易患龋齿，牙列不规则，出牙迟。

（6）巩膜及皮肤　皮肤及巩膜薄而透明，脉络膜部分可见，故巩膜呈蓝色。

（7）听觉　由于耳硬化，常有耳聋，一般成人期出现。

（8）其他　腹股沟疝或脐疝，肌肉发育不良，由于毛细管脆性增加和（或）血小板功能异常，导致出血倾向。

（9）病程经过　患者个体间差异很大，严重者于婴儿期死于支气管肺炎。过婴儿期后多能存活，主要问题是骨折及耳硬化。骨折好发年龄为2~3岁及10~15岁，多位于长骨。成人期后骨折减少，怀孕、哺乳可促使骨折发生。30~39岁时，约35%患者有耳聋；60岁时，50%有耳聋。长期使用降钙素、氟，或许能减少骨折。青春期产生性激素能改善症状。

（10）遗传方式　除Ⅱ型为常染色体隐性以外，成骨发育不全均为常染色体显性。多数散发，严重病例为新生突变。

260. 骨骼发育不良所致矮小是否可以治疗？

近年来，一些患者应用重组人生长激素治疗非生长激素缺乏所致矮小，也获得了满意结果；如Turner综合征、软骨发育不全、软骨发育低下等。

具有骨骼畸形，如脊柱胸腰段后突、脊柱侧弯和椎管狭窄等，可做外科手术矫正。膝内翻、下肢短可施行矫正手术并进行下肢延长手术，使身材增高。

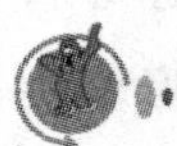

261. 什么是胎儿感染中毒综合征？

胎儿感染中毒综合征是母体在孕期感染某种疾病，病原通过血行或胎盘感染胎儿，其后果严重时引起流产、早产或死产；如胎儿存活，出生后表现多种病征，发育异常或持续性感染，这就是胎儿感染综合征。母体在孕期摄入毒物或营养不足，也能对胎儿造成损害，出生后表现异常。

262. 胎儿酒精综合征有什么特点？

因母亲孕期饮用大量酒精造成胎儿畸形。特点为：出生时个子小，出生后发育不良，小头，鼻梁宽，眼睑下垂，斜视，耳郭畸形，或伴有先天性心脏病，轻度智力低下，新生儿期有震颤，精细运动困难，先天髋关节脱位，掌指关节难于伸直，指甲发育不良。

263. 胎儿巨细胞病毒综合征有什么特点？

本病因母体感染巨细胞病毒所致。特点为：出生时个子小，小头，脑积水，脉络膜视网膜炎，腭弓高，小下颌，失明，脾大，有腹水，出生时皮肤出血斑点、黄疸、患儿抽搐、痉挛、多动、智力低下，婴儿期常患肺炎，溶血性贫血及血小板减少症。X 线见干骺端炎及脑室周围脑钙化。血清 IgM 升高，荧光抗体检查可检出抗巨细胞包涵体病的特异性抗体。

264. 胎儿风疹综合征有什么特点？

胎儿风疹综合征是因胎儿在子宫内感染风疹遗留的后遗症。表现为发育不良、智力低下、耳聋、白内障、青光眼、小眼球、动脉导管未闭、室间隔缺损等，婴儿期可有血小板计数减少、肝脾大、阻塞性黄疸及间质性肺炎等。母亲孕期的头三个月感染风疹时，50%的胎儿感染风疹。

265. 胎儿弓形虫综合证有什么特点？

弓形虫是一种细胞外原虫，它的繁殖分有性生殖与无性生殖两种，有性生殖周期仅存在猫族，无性生殖在哺乳类、鸟类及爬行动物中。人类感染此病是因摄入猫粪中的虫卵或食用生的肉类，可通过胎盘感染胎儿。孕早期母体感染，胎儿感染率为15%，但病情严重，孕中期胎儿感染率为30%，孕后期为65%，症状均轻或为亚临床。母亲感染此病一般无症状。胎儿感染出生后表现为脉络膜视网膜炎、小头、脑部钙化点、脑积水、智力低下、肝脾大、血小板计数减少、早产或流产。许多患儿出生时无症状，以后出现智力低下。本病诊断依据为血清血检查特异性的IgG、IgM抗体。

266. 胎儿碘缺乏综合证有什么特点？

胎儿碘缺乏综合征是因母亲在孕期严重缺碘，每天碘摄入量在20微克以下，胎儿出生后有严重智力低下或有痉挛性截瘫、神经性耳聋、斜视、眼球震颤以及可能有甲状腺功能减退症状。

（袁丽芳　邱正庆　许克铭）

附表及附图

附表1　0~18岁儿童青少年身高评价标准（男）（2008）

年龄	3rd	10th	25th	50th	75th	90th	97th
初生	47.1	48.1	49.2	50.4	51.6	52.7	53.8
2月	54.6	55.9	57.2	58.7	60.3	61.7	63.0
4月	60.3	61.7	63.0	64.6	66.2	67.6	69.0
6月	64.0	65.4	66.8	68.4	70.0	71.5	73.0
9月	67.9	69.4	70.9	72.6	74.4	75.9	77.5
12月	71.5	73.1	74.7	76.5	78.4	80.1	81.8
15月	74.4	76.1	77.8	79.8	81.8	83.6	85.4
18月	76.9	78.7	80.6	82.7	84.8	86.7	88.7
21月	79.5	81.4	83.4	85.6	87.9	90.0	92.0
2岁	82.1	84.1	86.2	88.5	90.9	93.1	95.3
2.5岁	86.4	88.6	90.8	93.3	95.9	98.2	100.5
3岁	90.4	92.6	94.9	97.5	100.1	102.5	104.8
3.5岁	93.4	95.7	98.0	100.6	103.2	105.7	108.1
4岁	96.7	99.1	101.4	104.1	106.9	109.3	111.8
4.5岁	100.0	102.4	104.9	107.7	110.5	113.1	115.7
5岁	103.3	105.8	108.4	111.3	114.2	116.9	119.6
5.5岁	106.4	109.0	111.7	114.7	117.7	120.5	123.3
6岁	109.1	111.8	114.6	117.7	120.9	123.7	126.6
6.5岁	111.7	114.5	117.4	120.7	123.9	126.9	129.9
7岁	114.6	117.6	120.6	124.0	127.4	130.5	133.7

续 表

年龄	3rd	10th	25th	50th	75th	90th	97th
7.5岁	117.4	120.5	123.6	127.1	130.7	133.9	137.2
8岁	119.9	123.1	126.3	130.0	133.7	137.1	140.4
8.5岁	122.3	125.6	129.0	132.7	136.6	140.1	143.6
9岁	124.6	128.0	131.4	135.4	139.3	142.9	146.5
9.5岁	126.7	130.3	133.9	137.9	142.0	145.7	149.4
10岁	128.7	132.3	136.0	140.2	144.4	148.2	152.0
10.5岁	130.7	134.5	138.3	142.6	147.0	150.9	154.9
11岁	132.9	136.8	140.8	145.3	149.9	154.0	158.1
11.5岁	135.3	139.5	143.7	148.4	153.1	157.4	161.7
12岁	138.1	142.5	147.0	151.9	157.0	161.5	166.0
12.5岁	141.1	145.7	150.4	155.6	160.8	165.5	170.2
13岁	145.0	149.6	154.3	159.5	164.8	169.5	174.2
13.5岁	148.8	153.3	157.9	163.0	168.1	172.7	177.2
14岁	152.3	156.7	161.0	165.9	170.7	175.1	179.4
14.5岁	155.3	159.4	163.6	168.2	172.8	176.9	181.0
15岁	157.5	161.4	165.4	169.8	174.2	178.2	182.0
15.5岁	159.1	162.9	166.7	171.0	175.2	179.1	182.8
16岁	159.9	163.6	167.4	171.6	175.8	179.5	183.2
16.5岁	160.5	164.2	167.9	172.1	176.2	179.9	183.5
17岁	160.9	164.5	168.2	172.3	176.4	180.1	183.7
18岁	161.3	164.9	168.6	172.7	176.7	180.4	183.9

注：3岁以下为身长

附表2　0~18岁儿童青少年身高评价标准（女）（2008）

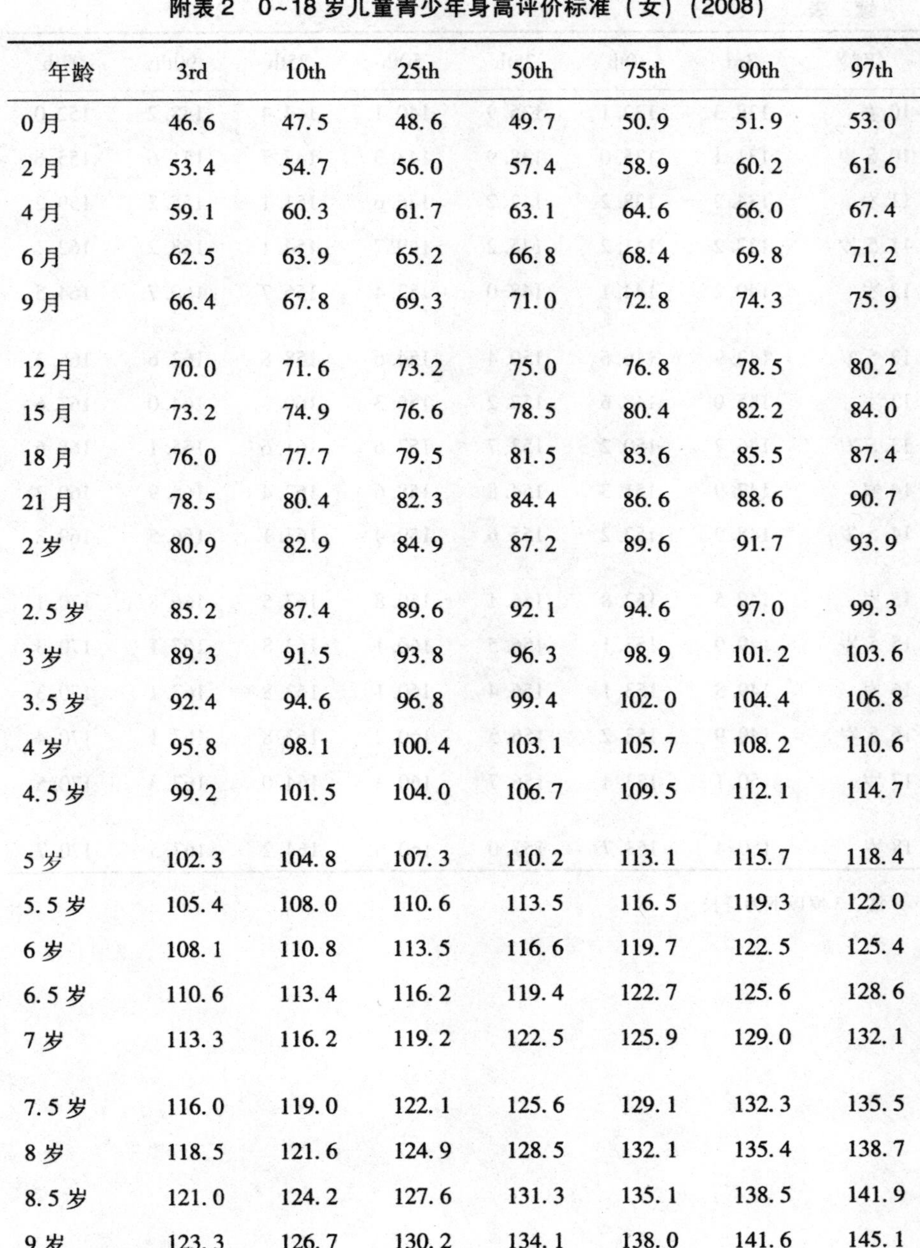

年龄	3rd	10th	25th	50th	75th	90th	97th
0月	46.6	47.5	48.6	49.7	50.9	51.9	53.0
2月	53.4	54.7	56.0	57.4	58.9	60.2	61.6
4月	59.1	60.3	61.7	63.1	64.6	66.0	67.4
6月	62.5	63.9	65.2	66.8	68.4	69.8	71.2
9月	66.4	67.8	69.3	71.0	72.8	74.3	75.9
12月	70.0	71.6	73.2	75.0	76.8	78.5	80.2
15月	73.2	74.9	76.6	78.5	80.4	82.2	84.0
18月	76.0	77.7	79.5	81.5	83.6	85.5	87.4
21月	78.5	80.4	82.3	84.4	86.6	88.6	90.7
2岁	80.9	82.9	84.9	87.2	89.6	91.7	93.9
2.5岁	85.2	87.4	89.6	92.1	94.6	97.0	99.3
3岁	89.3	91.5	93.8	96.3	98.9	101.2	103.6
3.5岁	92.4	94.6	96.8	99.4	102.0	104.4	106.8
4岁	95.8	98.1	100.4	103.1	105.7	108.2	110.6
4.5岁	99.2	101.5	104.0	106.7	109.5	112.1	114.7
5岁	102.3	104.8	107.3	110.2	113.1	115.7	118.4
5.5岁	105.4	108.0	110.6	113.5	116.5	119.3	122.0
6岁	108.1	110.8	113.5	116.6	119.7	122.5	125.4
6.5岁	110.6	113.4	116.2	119.4	122.7	125.6	128.6
7岁	113.3	116.2	119.2	122.5	125.9	129.0	132.1
7.5岁	116.0	119.0	122.1	125.6	129.1	132.3	135.5
8岁	118.5	121.6	124.9	128.5	132.1	135.4	138.7
8.5岁	121.0	124.2	127.6	131.3	135.1	138.5	141.9
9岁	123.3	126.7	130.2	134.1	138.0	141.6	145.1
9.5岁	125.7	129.3	132.9	137.0	141.1	144.8	148.5

续 表

年龄	3rd	10th	25th	50th	75th	90th	97th
10 岁	128. 3	132. 1	135. 9	140. 1	144. 4	148. 2	152. 0
10. 5 岁	131. 1	135. 0	138. 9	143. 3	147. 7	151. 6	155. 6
11 岁	134. 2	138. 2	142. 2	146. 6	151. 1	155. 2	159. 2
11. 5 岁	137. 2	141. 2	145. 2	149. 7	154. 1	158. 2	162. 1
12 岁	140. 2	144. 1	148. 0	152. 4	156. 7	160. 7	164. 5
12. 5 岁	142. 9	146. 6	150. 4	154. 6	158. 8	162. 6	166. 3
13 岁	145. 0	148. 6	152. 2	156. 3	160. 3	164. 0	167. 6
13. 5 岁	146. 7	150. 2	153. 7	157. 6	161. 6	165. 1	168. 6
14 岁	147. 9	151. 3	154. 8	158. 6	162. 4	165. 9	169. 3
14. 5 岁	148. 9	152. 2	155. 6	159. 4	163. 1	166. 5	169. 8
15 岁	149. 5	152. 8	156. 1	159. 8	163. 5	166. 8	170. 1
15. 5 岁	149. 9	153. 1	156. 5	160. 1	163. 8	167. 1	170. 3
16 岁	149. 8	153. 1	156. 4	160. 1	163. 8	167. 1	170. 3
16. 5 岁	149. 9	153. 2	156. 5	160. 2	163. 8	167. 1	170. 4
17 岁	150. 1	153. 4	156. 7	160. 3	164. 0	167. 3	170. 5
18 岁	150. 4	153. 7	157. 0	160. 6	164. 2	167. 5	170. 7

注：3 岁以下为身长

附表3　0~18岁儿童青少年体重评价标准（男）（2008）

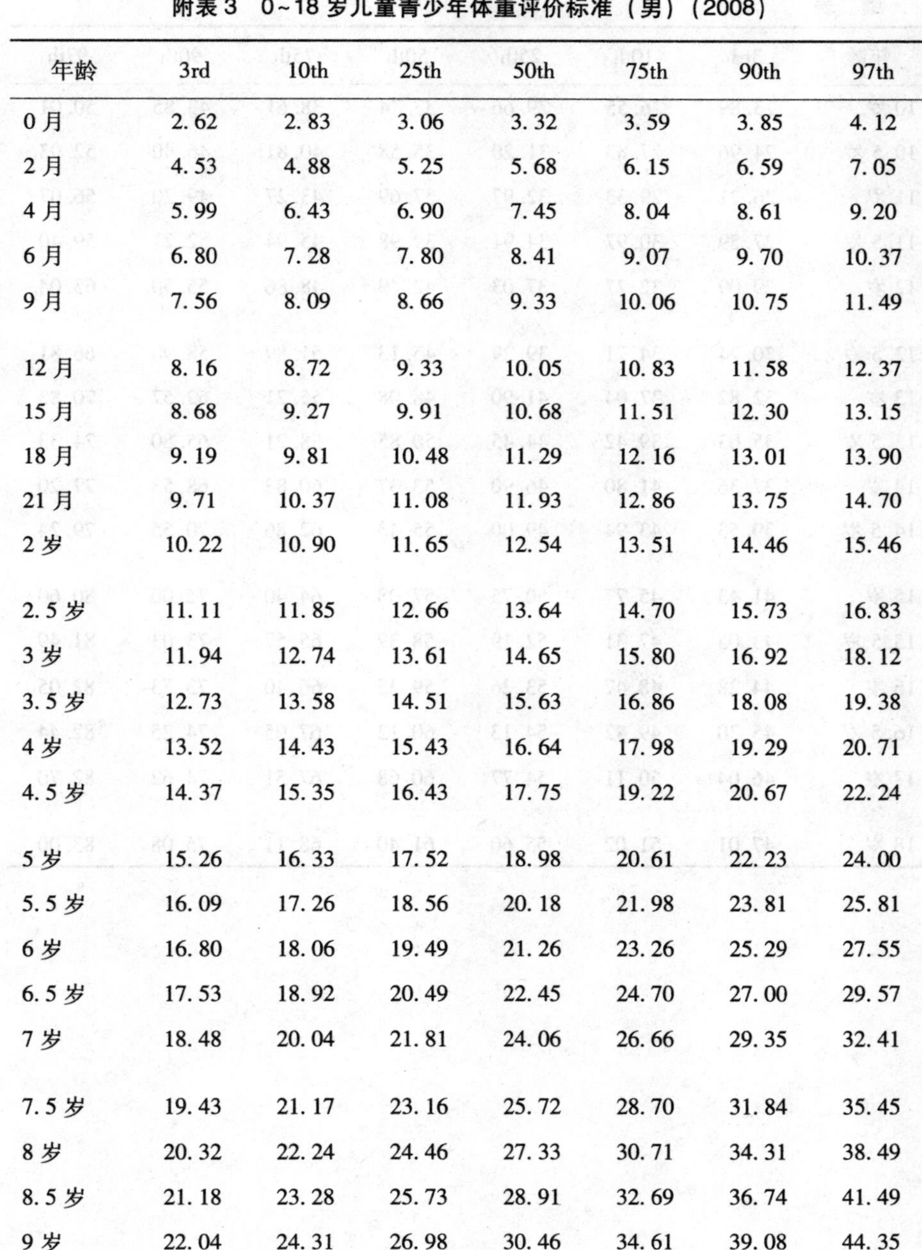

年龄	3rd	10th	25th	50th	75th	90th	97th
0月	2.62	2.83	3.06	3.32	3.59	3.85	4.12
2月	4.53	4.88	5.25	5.68	6.15	6.59	7.05
4月	5.99	6.43	6.90	7.45	8.04	8.61	9.20
6月	6.80	7.28	7.80	8.41	9.07	9.70	10.37
9月	7.56	8.09	8.66	9.33	10.06	10.75	11.49
12月	8.16	8.72	9.33	10.05	10.83	11.58	12.37
15月	8.68	9.27	9.91	10.68	11.51	12.30	13.15
18月	9.19	9.81	10.48	11.29	12.16	13.01	13.90
21月	9.71	10.37	11.08	11.93	12.86	13.75	14.70
2岁	10.22	10.90	11.65	12.54	13.51	14.46	15.46
2.5岁	11.11	11.85	12.66	13.64	14.70	15.73	16.83
3岁	11.94	12.74	13.61	14.65	15.80	16.92	18.12
3.5岁	12.73	13.58	14.51	15.63	16.86	18.08	19.38
4岁	13.52	14.43	15.43	16.64	17.98	19.29	20.71
4.5岁	14.37	15.35	16.43	17.75	19.22	20.67	22.24
5岁	15.26	16.33	17.52	18.98	20.61	22.23	24.00
5.5岁	16.09	17.26	18.56	20.18	21.98	23.81	25.81
6岁	16.80	18.06	19.49	21.26	23.26	25.29	27.55
6.5岁	17.53	18.92	20.49	22.45	24.70	27.00	29.57
7岁	18.48	20.04	21.81	24.06	26.66	29.35	32.41
7.5岁	19.43	21.17	23.16	25.72	28.70	31.84	35.45
8岁	20.32	22.24	24.46	27.33	30.71	34.31	38.49
8.5岁	21.18	23.28	25.73	28.91	32.69	36.74	41.49
9岁	22.04	24.31	26.98	30.46	34.61	39.08	44.35
9.5岁	22.95	25.42	28.31	32.09	36.61	41.49	47.24

续 表

年龄	3rd	10th	25th	50th	75th	90th	97th
10岁	23.89	26.55	29.66	33.74	38.61	43.85	50.01
10.5岁	24.96	27.83	31.20	35.58	40.81	46.40	52.93
11岁	26.21	29.33	32.97	37.69	43.27	49.20	56.07
11.5岁	27.59	30.97	34.91	39.98	45.94	52.21	59.40
12岁	29.09	32.77	37.03	42.49	48.86	55.50	63.04
12.5岁	30.74	34.71	39.29	45.13	51.89	58.90	66.81
13岁	32.82	37.04	41.90	48.08	55.21	62.57	70.83
13.5岁	35.03	39.42	44.45	50.85	58.21	65.80	74.33
14岁	37.36	41.80	46.90	53.37	60.83	68.53	77.20
14.5岁	39.53	43.94	49.00	55.43	62.86	70.55	79.24
15岁	41.43	45.77	50.75	57.08	64.40	72.00	80.60
15.5岁	43.05	47.31	52.19	58.39	65.57	73.03	81.49
16岁	44.28	48.47	53.26	59.35	66.40	73.73	82.05
16.5岁	45.30	49.42	54.13	60.12	67.05	74.25	82.44
17岁	46.04	50.11	54.77	60.68	67.51	74.62	82.70
18岁	47.01	51.02	55.60	61.40	68.11	75.08	83.00

附表4　0~18岁儿童青少年体重评价标准（女）（2008）

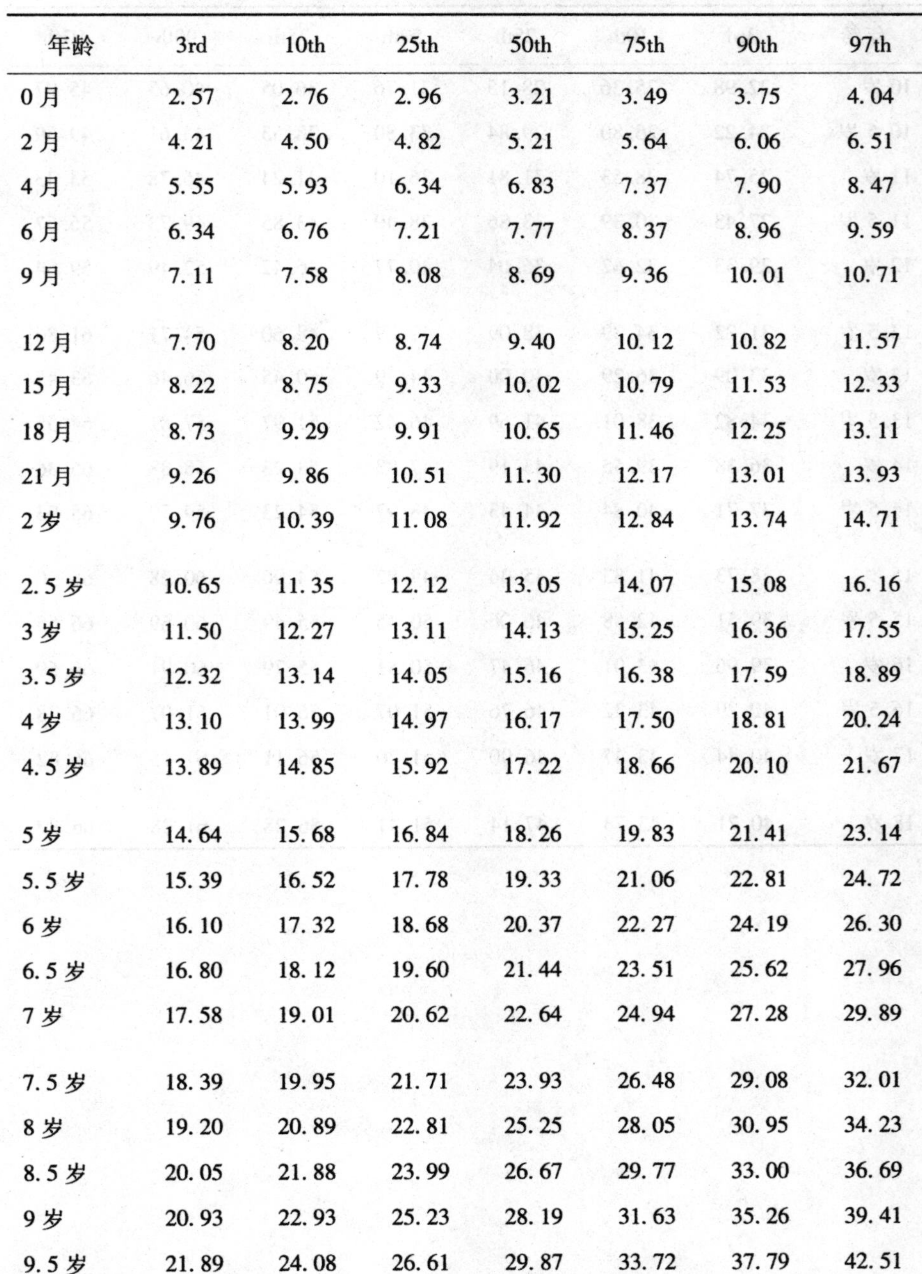

年龄	3rd	10th	25th	50th	75th	90th	97th
0月	2.57	2.76	2.96	3.21	3.49	3.75	4.04
2月	4.21	4.50	4.82	5.21	5.64	6.06	6.51
4月	5.55	5.93	6.34	6.83	7.37	7.90	8.47
6月	6.34	6.76	7.21	7.77	8.37	8.96	9.59
9月	7.11	7.58	8.08	8.69	9.36	10.01	10.71
12月	7.70	8.20	8.74	9.40	10.12	10.82	11.57
15月	8.22	8.75	9.33	10.02	10.79	11.53	12.33
18月	8.73	9.29	9.91	10.65	11.46	12.25	13.11
21月	9.26	9.86	10.51	11.30	12.17	13.01	13.93
2岁	9.76	10.39	11.08	11.92	12.84	13.74	14.71
2.5岁	10.65	11.35	12.12	13.05	14.07	15.08	16.16
3岁	11.50	12.27	13.11	14.13	15.25	16.36	17.55
3.5岁	12.32	13.14	14.05	15.16	16.38	17.59	18.89
4岁	13.10	13.99	14.97	16.17	17.50	18.81	20.24
4.5岁	13.89	14.85	15.92	17.22	18.66	20.10	21.67
5岁	14.64	15.68	16.84	18.26	19.83	21.41	23.14
5.5岁	15.39	16.52	17.78	19.33	21.06	22.81	24.72
6岁	16.10	17.32	18.68	20.37	22.27	24.19	26.30
6.5岁	16.80	18.12	19.60	21.44	23.51	25.62	27.96
7岁	17.58	19.01	20.62	22.64	24.94	27.28	29.89
7.5岁	18.39	19.95	21.71	23.93	26.48	29.08	32.01
8岁	19.20	20.89	22.81	25.25	28.05	30.95	34.23
8.5岁	20.05	21.88	23.99	26.67	29.77	33.00	36.69
9岁	20.93	22.93	25.23	28.19	31.63	35.26	39.41
9.5岁	21.89	24.08	26.61	29.87	33.72	37.79	42.51

续 表

年龄	3rd	10th	25th	50th	75th	90th	97th
10 岁	22.98	25.36	28.15	31.76	36.05	40.63	45.97
10.5 岁	24.22	26.80	29.84	33.80	38.53	43.61	49.59
11 岁	25.74	28.53	31.81	36.10	41.24	46.78	53.33
11.5 岁	27.43	30.39	33.86	38.40	43.85	49.73	56.67
12 岁	29.33	32.42	36.04	40.77	46.42	52.49	59.64
12.5 岁	31.22	34.39	38.09	42.89	48.60	54.71	61.86
13 岁	33.09	36.29	40.00	44.79	50.45	56.46	63.45
13.5 岁	34.82	38.01	41.69	46.42	51.97	57.81	64.55
14 岁	36.38	39.55	43.19	47.83	53.23	58.88	65.36
14.5 岁	37.71	40.84	44.43	48.97	54.23	59.70	65.93
15 岁	38.73	41.83	45.36	49.82	54.96	60.28	66.30
15.5 岁	39.51	42.58	46.06	50.45	55.49	60.69	66.55
16 岁	39.96	43.01	46.47	50.81	55.79	60.91	66.69
16.5 岁	40.29	43.32	46.76	51.07	56.01	61.07	66.78
17 岁	40.44	43.47	46.90	51.20	56.11	61.15	66.82
18 岁	40.71	43.73	47.14	51.41	56.28	61.28	66.89

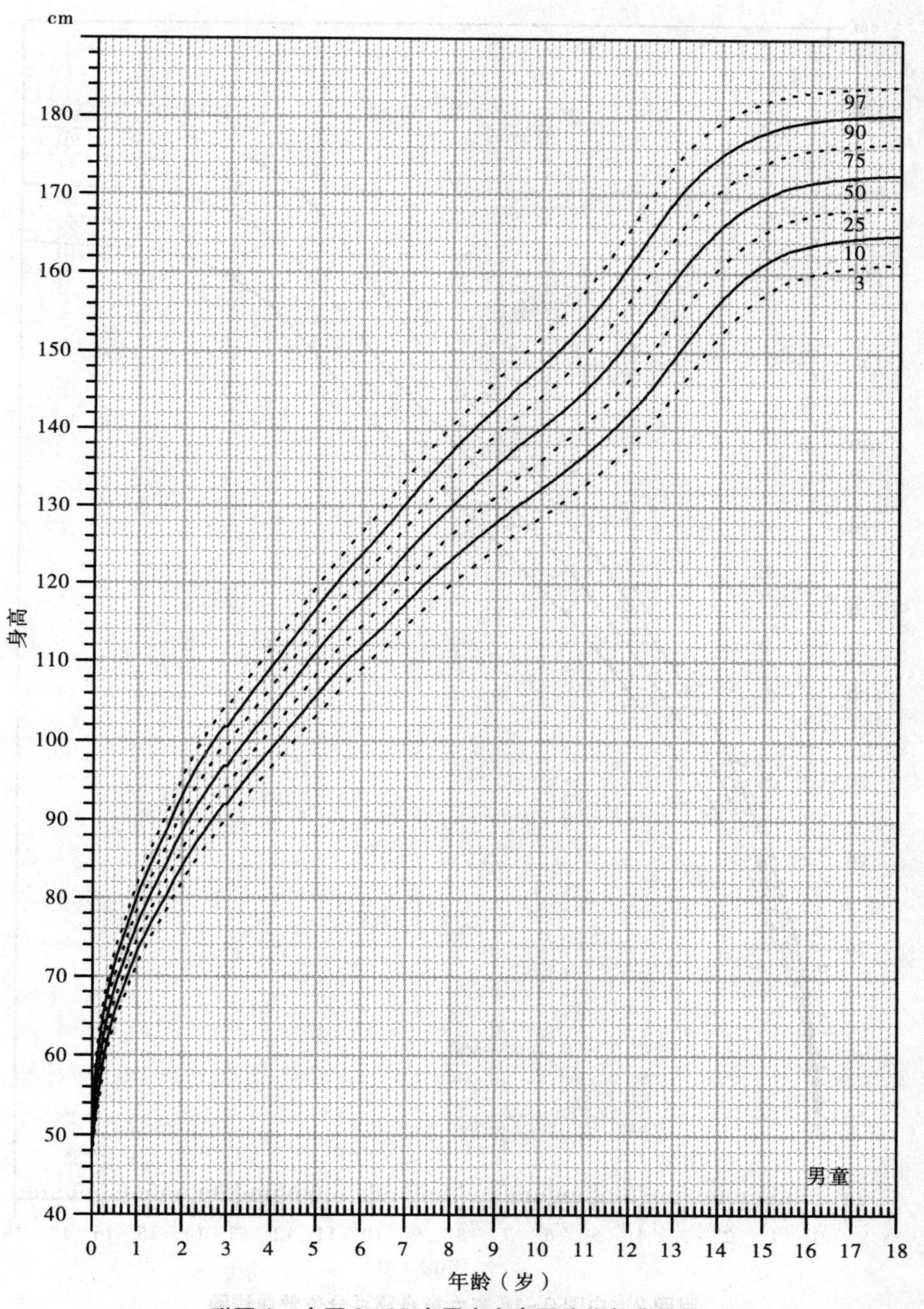

附图 1　中国 0~18 岁男童身高百分位数曲线图

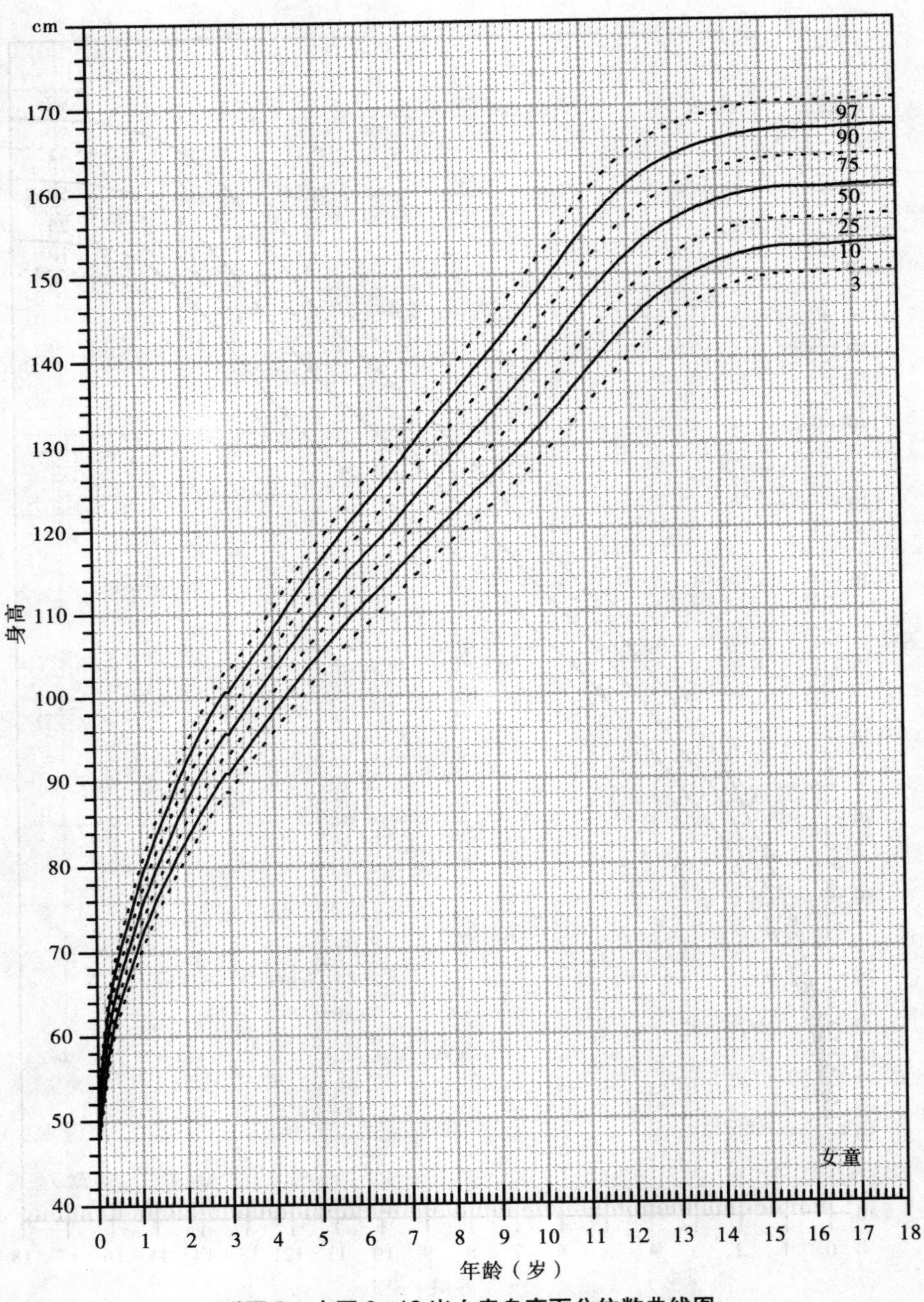

附图2　中国0~18岁女童身高百分位数曲线图

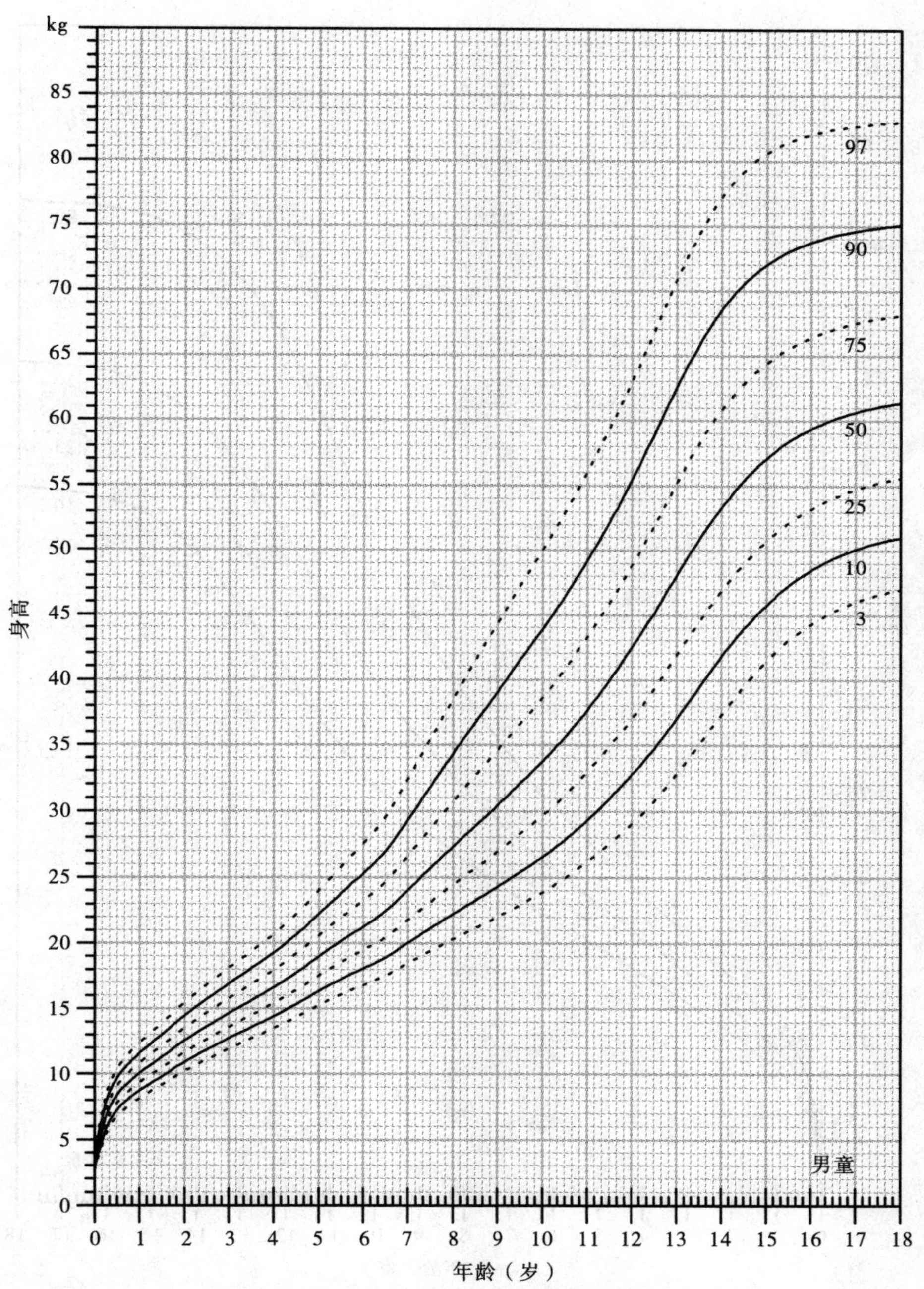

附图3　中国0~18岁男童体重百分位数曲线图

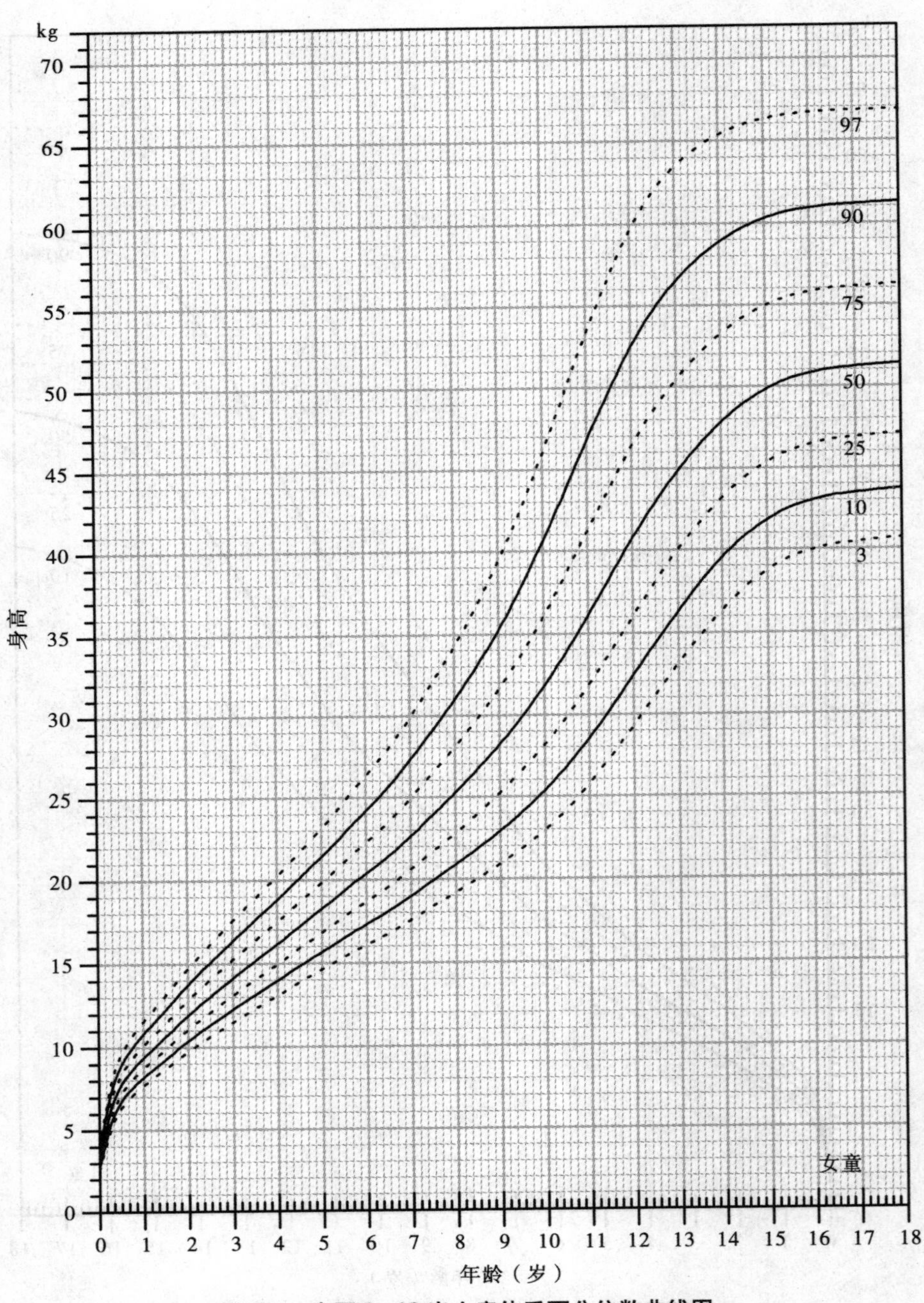

附图4　中国0~18岁女童体重百分位数曲线图